AF469049

CONSIDÉRATIONS

SUR LA

PHYSIONOMIE

ET LES

ALTÉRATIONS QU'ELLE SUBIT DANS LES MALADIES

PAR

Le Dr Fernand LAGRANGE

ANCIEN INTERNE DE L'HÔPITAL DE LIMOGES
LAURÉAT DE L'ÉCOLE DE MÉDECINE PRÉPARATOIRE DE LIMOGES
INTERNE PROVISOIRE DES HÔPITAUX DE PARIS

PARIS
LEFRANÇOIS, LIBRAIRE-ÉDITEUR
RUE CASIMIR-DELAVIGNE, 9.

1869

CONSIDÉRATIONS
SUR LA
PHYSIONOMIE
ET LES
ALTÉRATIONS QU'ELLE SUBIT DANS LES MALADIES

PAR

Le Dr Fernand LAGRANGE

ANCIEN INTERNE DE L'HÔPITAL DE LIMOGES
LAURÉAT DE L'ÉCOLE DE MÉDECINE PRÉPARATOIRE DE LIMOGES
INTERNE PROVISOIRE DES HÔPITAUX DE PARIS

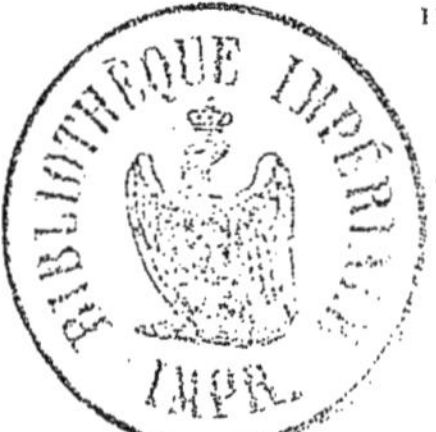

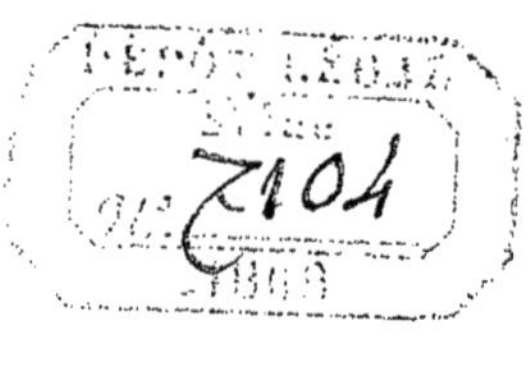

PARIS
LEFRANÇOIS, LIBRAIRE-ÉDITEUR
RUE CASIMIR-DELAVIGNE, 9.

1869

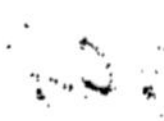

CONSIDÉRATIONS

SUR

LA PHYSIONOMIE

et les altérations qu'elle subit dans les maladies.

INTRODUCTION

L'étude de la figure humaine et des changements qu'elle subit est un sujet qui est important pour le médecin ; mais qui est curieux pour tout le monde. C'est peut-être pour cette dernière raison qu'il est encore mal connu. Ce que je dis n'est pas un paradoxe. Si cette science a fait si peu de progrès, malgré les hommes éminents qui l'ont étudiée ; si beaucoup de gens, aujourd'hui, la regardent à peine comme un sujet scientifique, quand elle devrait tenir une place importante dans la physiologie, c'est que tout le monde a voulu s'en occuper ; c'est qu'elle est passée du domaine de la science, dans celui des curiosités qu'on croit pouvoir apprendre sans posséder préalablement les éléments d'instruction nécessaires à l'étude d'un sujet scientifique.

Au lieu de procéder avec la méthode applicable aux autres parties de la physiologie et de la médecine; au lieu d'étudier les changements de la face comme on étudie les mouvements des autres parties du corps, et de commencer par la connaissance des muscles, instruments de ces mouvements, des nerfs qui les animent, des liens qui les rattachent aux autres systèmes de la vie organique, on a cru pouvoir arriver par intuition, et en vertu d'un prétendu *tact* ou *coup-d'œil*, à deviner ce que veut dire un visage, à prédire par l'inspection des traits les tendances, le caractère de chacun. Dans le monde, beaucoup de gens se croient très-sérieusement physionomistes, s'imaginant avoir reçu du ciel le don de lire sur les visages, ce que les autres n'y voient pas. Et dans la science, combien de médecins croient encore à leur tact médical, qualité naturelle et qui ne s'acquiert pas, par la vertu duquel ils reconnaissent à première vue la maladie de leur sujet. Ils ont évidemment raison comme résultat, mais ils se trompent dans leur explication, quand ils prennent pour une sorte de faculté particulière ce qui n'est que de la mémoire et le résultat d'une observation rapide et d'une impression qu'ils n'analysent pas. Ils ne se doutent pas que cette expression qui les frappe n'a rien de plus mystérieux dans son mode de production que les symptômes qu'ils observent sur le reste du corps, et qu'on peut la rattacher aussi directement et aussi rationnellement à la maladie qu'elle accompagne, que le souffle et le râle crépitant à l'inflammation du poumon.

Lavater a peut-être contribué plus que tout autre à retarder l'étude de la science à laquelle il a attaché son nom d'une manière si illustre. Il a eu deux torts : le premier de détourner la science de la physionomie de son vrai but, qui est d'observer les modifications des traits; modifications qui peuvent être passagères, et résultant d'une émotion morale ou d'un trouble physique; ou bien durables, et produites par la répétition fréquente d'un même mouvement des traits qui a laissé à la longue, sur la face, l'empreinte d'une passion ou d'une émotion souvent renouvelée. Lavater, à cette étude en a substitué, ou du moins préféré une autre beaucoup plus incertaine, qui consiste à déduire le caractère d'un individu de la forme fondamentale de ses traits, et de la charpente osseuse de sa figure. C'est cette science qu'on a appelée *physiognomonie*, science plus conjecturale encore que la phrénologie. Le second reproche qu'on peut lui faire c'est d'avoir manqué absolument de méthode scientifique ou rationnelle; aussi ses successeurs ne trouvant pas la voie tracée, et n'ayant plus le génie du maître, n'ont pu faire avancer son œuvre qui est restée depuis lui à la même place. Son ouvrage est un assemblage d'observations, le plus souvent très-fines et dénotant un esprit d'artiste; mais ces études si remarquables comme analyse, ne sont rattachées entre elles par aucun lien qui les généralise, et permette d'en faire une théorie ou une explication scientifique. L'observation, la comparaison et le souvenir, voilà ses principes. C'est, en un mot, la méthode artistique, se basant sur l'impression que fait naître en nous l'aspect d'un trait ou d'un visage, mais ne cherchant pas à reconnaître la cause ou le mécanisme du changement qui nous frappe.

En médecine nous ne trouvons aucun nom à opposer à celui de Lavater; personne n'a fait pour la physionomie des malades, ce que lui a fait pour la physionomie de l'homme sain. Et cependant les auteurs les plus anciens, Hippocrate qui a décrit le facies appelé depuis *hippocratique*, Galien qui prédisait, par l'inspection du visage, un saignement de nez prochain, connaissaient les altérations de la face dans les maladies, et comprenaient leur importance au point de vue du diagnostic. Plus près de nous, les auteurs des siècles derniers et du commencement du nôtre ont observé avec la plus grande exactitude, et décrit de main de maître les changements de la physionomie dans chaque maladie. On voit que le défaut des moyens d'exploration physiques et chimiques que nous possédons aujourd'hui, les forçait à s'attacher plus minutieusement à l'étude des troubles fonctionnels.

Aujourd'hui que la science est si riche en moyens de diagnostic, et que le médecin a les ressources de la percussion et de l'auscultation, du sphygmographe et du thermomètre, de l'examen des urines, etc., on semble un peu dédaigner une partie de la séméiologie qu'on regarde comme plus incertaine, et on paraît négliger davantage l'étude de la physionomie des malades. Je n'ai pas l'intention d'abaisser l'importance des moyens physiques d'exploration et de contester leur supériorité sur les signes tirés de la face, pour arriver à une conclusion exacte et précise. Mais quelle que soit la perfection de ces diverses moyens, avant de les appliquer, le vrai médecin examinera toujours avec le plus grand soin la figure de son malade. Cette inspection sera pour lui le premier jalon pour établir un diagnostic. C'est sur elle que porte le premier point d'interrogation, et il n'est aucun médecin auquel l'inspection de la physionomie ne fasse naître une idée sur l'état du malade, et ne lui donne à soupçonner qu'il devra plus spécialement diriger ses recherches de tel ou tel côté. Combien de maladies éliminées au premier abord d'un visage calme, et n'annonçant aucune affection fébrile! C'est déjà un premier cercle dans lequel se circonscrivent les recherches: c'est pour ainsi dire le canevas des questions qu'il faut faire au malade. Mais quelle importance énorme n'acquiert pas l'inspection des traits, quand il s'agit d'un malade incapable de répondre, et chez lequel on en est réduit à l'examen physique, à l'examen *vétérinaire*, comme on dit. Dans ces cas difficiles, si nous sommes déroutés, à chaque exploration infructueuse nous reportons malgré nous les yeux sur le visage, y cherchant, pour recommencer nos recherches un renseignement que la parole ne nous fournit pas.

Je cite un exemple en passant. Le médecin est appelé pour un malade qu'il trouve dans la stupeur complète, incapable de répondre à ses questions et d'accuser ce qu'il ressent. Je suppose, ce qui se présente assez souvent, que par l'ensemble des symptômes, il y ait doute entre une méningite et une fièvre typhoïde. Il reste à demander un renseignement de la plus haute importance, et souvent décisif: la pression sur la fosse iliaque droite est-elle douloureuse? Le malade ne parle pas et ne manifestera pas sa douleur par des gestes violents, mais il y a une partie du corps où le plus petit mouvement se traduit par une déformation très-sensible: c'est la figure. Le médecin qui regarde la physionomie de son malade en pressant sur le cæcum, y verra paraître une grimace de douleur. Dès lors, le doute est éclairé : c'est une fièvre typhoïde. Qu'est-ce qui peut remplacer dans ce cas l'inspection des traits ? Chez les enfants qui ne répondent pas aux questions, qui ne donnent aucun renseignement sur ce qu'ils éprouvent : qui d'autre part sont difficiles à examiner, dont l'indocilité gêne considérablement la percussion et l'auscultation, on est presque privé des deux principaux moyens de diagnostic : l'interrogation du malade, et l'exploration physique ; mais il reste un signe précieux : l'altération de la figure.

Enfin, à un autre point de vue, celui du pronostic et de la marche des maladies, quels signes pourront remplacer ceux que donne la physionomie ? Si l'auscultation et les autres moyens physiques nous révèlent l'état local ; l'état général du malade, la forme spéciale qu'affecte sa maladie, se lisent sur ses traits. La violence de la réaction inflammatoire, ou, au contraire l'adynamie, la prostration, l'imminence d'une complication cérébrale, enfin les principales indications qui peuvent faire changer le régime et le mode de traitement, la physionomie nous les montre d'une manière plus frappante qu'aucun procédé d'exploration. Si ces indications sont moins précises et moins infaillibles que celles du pouls ou de la température, elles ont du moins l'avantage de donner plus vite l'éveil au médecin, et celui-ci peut alors recourir à des moyens de contrôle qu'il n'aurait pas songé à employer, si quelque chose d'anormal ne l'avait frappé dans les traits de son malade.

Mais il est inutile d'insister davantage, et de faire

ressortir plus longtemps l'importance de notre sujet. Personne assurément ne le conteste. L'indifférence apparente des écrivains comtemporains pour l'étude du facies vient sans doute de ce que leurs prédécesseurs ne leur avaient pas laissé grand chose à faire comme description, et qu'il leur serait difficile d'ajouter quelque chose aux tableaux si complets qui leur ont été transmis.

Mais si le côté descriptif, et qu'on pourrait appeler artistique, de la question est parfaitement connu, il n'en est pas de même du côté théorique et scientifique. Jusqu'à présent on a bien peu insisté sur l'explication (si intéressante pourtant) de ces changements que subit la face dans les maladies. C'est ce point de vue si difficile que j'envisagerai surtout dans ma thèse. Je n'ai pas besoin de faire remarquer que la tâche est de beaucoup au-dessus de mes forces ; mais ce n'est pas une raison pour l'abandonner. Mon travail, si insignifiant qu'il soit, aura peut-être l'utilité d'attirer sur le sujet que je traite l'attention de quelqu'un qui soit à sa hauteur et puisse l'étudier à fond.

Les hommes qui, dans notre siècle, ont cherché à expliquer les changements de la physionomie, ne sont pas nombreux. Charles Bell, par sa théorie des nerfs respiratoires, a été conduit à étudier le mécanisme de l'expression faciale. Si sa théorie n'est plus admissible dans son entier, les faits sur lesquels elle repose sont, pour la grande majorité, incontestables. Cet illustre physiologiste a fait voir la liaison intime qui existe entre les mouvements de l'expression faciale et ceux de la respiration. Il a démontré que le nerf facial, qui anime les traits, aussi bien que le spinal qui anime certains muscles respirateurs, entre en action dans les modifications de la respiration. Il a fait voir aussi que les passions et les émotions qui amènent des mouvements dans les muscles de la face, s'accompagnent de modifications profondes des mouvements respiratoires. Enfin, pour faire voir comment l'œil lui-même était un organe *respiratoire*, il a trouvé une série d'expériences de la plus grande simplicité qui rattachent au système de la respiration, les mouvements involontaires de l'œil en haut et en dedans ; mouvements qui se produisent aussitôt que cessent les influences actives de la volonté. C'est à lui, en un mot qu'on doit cette grande idée, que les muscles de la face ne forment pas un système indépendant, et que le mécanisme de la physionomie doit se chercher ailleurs que dans la figure.

Gratiolet qui, malheureusement, ne s'est pas occupé de l'expression dans les maladies, a fait un livre admirable sur la physionomie normale. Il a beaucoup contribué lui aussi, à faire voir que les mouvements de la physionomie n'avaient rien de mystique et d'inexplicab'e. Complétant l'expression de la face par les mouvements du corps qui l'accompagnent, il a fait connaître deux ordres de mouvements qui mettent en lumière le mécanisme de la physionomie : les mouvements qu'il appelle *symboliques* et ceux qu'il nomme *métaphoriques*. Les premiers indiquent une association du corps tout entier qui prend une part indirecte au mouvement principal. Les seconds répondent à un état de l'esprit qui exprime ce qu'il ressent par un mouvement qui doit être pris au figuré. Ainsi, c'est une vraie métaphore que d'exprimer le dégoût moral par le même mouvement des lèvres qui accompagne le vomissement.

Enfin, M. Duchesne, de Boulogne a rendu service à la science de la physionomie, en étudiant les effets de chaque muscle de la face sur la forme des traits auxquels ils correspondent.

CHAPITRE PREMIER.

Parmi les changements apportés dans la figure normale par les maladies, il en est beaucoup qui n'entreront pas dans le cadre de ma thèse. Telles sont la plupart des lésions localisées aux téguments de la face, comme plaies, brûlures, éruptions diverses. Dans ces cas, l'altération de la face n'est plus un symptôme, c'est la maladie elle-même ; tandis qu'une expression du visage n'est qu'un symptôme, un signe *exprimant*, comme l'indique le mot, qu'il existe dans l'organisme auprès ou au loin un changement, un trouble, auquel celui des traits correspond. Qu'une brûlure, une pustule d'impétigo siégent à la face plutôt qu'ailleurs, peu importe au physionomiste : le médecin reconnaît la lésion en regardant la lésion même, et non la forme des traits qui l'accompagne. Il y a cependant beaucoup de maladies localisées à la face qui ont pour symptôme une altération des traits, et par conséquent font partie de mon sujet. Ainsi, pour bien montrer la différence, la plaie résultant d'une brûlure, et siégeant sur une joue ne constitue pas une physionomie spéciale; mais si cette plaie en se cicatrisant vient à entraîner par rétraction du tissu inodulaire, la paupière inférieure, l'ectropion qui en résultera devra être étudié avec les autres modifications de l'expression faciale. Il est inutile, au reste d'insister sur un sujet si simple, et je ne l'ai fait que pour préciser mieux l'objet de ma thèse, et parceque plusieurs auteurs, sous le titre de physionomie, ont étudié à la fois les lésions primitives de la face, et ses altérations secondaires.

Nous n'étudierons donc que ce qu'on peut appeler proprement *l'expression* de la face, dans les maladies.

Tout le monde comprend la valeur et le sens du mot *expression*, mais tout le monde aussi trouverait difficile d'en donner une définition exacte et irréprochable. De même qu'on serait souvent embarrassé pour analyser minutieusement une physionomie dont on saisit très-bien l'expression, et qui fait naître très-nettement dans notre esprit l'idée de telle ou telle maladie. On reconnaît très-bien le regard d'un alcoolique, d'une femme hystérique, et pourtant on serait quelquefois en peine de dire au juste quel changement il s'est fait dans leur œil. C'est que la notion de physionomie est surtout synthétique : c'est une de ces choses qui se sentent mieux qu'elles ne s'expriment.

Il faut cependant que le médecin qui veut se rendre compte d'une physionomie fasse comme le peintre qui veut la dessiner, et qu'il étudie séparément les changements que subit chaque trait. C'est après ce travail, que le coup d'œil d'ensemble réunissant les détails observés on peut acquérir une impression bien complète. En un mot le physionomiste doit procéder par analyse et par synthèse. Remarquons toutefois qu'ici la synthèse précédera toujours l'analyse. Nous commençons toujours par avoir une notion d'ensemble, une impression que nous ne définissons pas, mais que nous reconnaissons très-bien quand nous nous retrouvons en face d'un sujet qui puisse la faire renaître. Ce n'est que plus tard, et à force de nous être familiarisés avec ces types qui nous avaient frappés, que nous parvenons à nous en rendre compte, c'est-à-dire à les analyser, à les examiner dans chaque partie. Mais si après cette opération de notre esprit, nous voulons chercher à expliquer ces changements de la physionomie, il nous faudra de nouveau généraliser, car expliquer un fait, ce n'est pas en découvrir les détails, mais au contraire le rapprocher d'un autre fait beaucoup plus grand et plus général, et faire voir qu'il se confond pour ainsi dire avec ce fait dont l'évolution s'accomplit par la même loi.

Prenons un exemple. Voici un homme en proie à un violent accès d'asthme ; à première vue, sa figure dit qu'il étouffe, c'est une impression qui n'échappe pas au médecin le moins observateur. Si je cherche à analyser cette physionomie horriblement bouleversée, j'y trouve au milieu d'une foule d'autres altérations, deux changements frappants : les narines sont largement dilatées, et la bouche convulsivement ouverte. Il est évident qu'en poursuivant l'analyse, en disséquant ces détails eux-mêmes, je ne puis arriver à aucune trouvaille qui me donne la raison d'être de l'altération des traits, le lien qui rattache l'idée de dyspnée à la physionomie que j'ai devant les yeux. Si je cherche au contraire quel point commun offrent toutes les parties déformées, je vois que leurs mouvements sont admirablement combinés pour ouvrir à l'air les deux voies par lesquelles il va aux poumons : la bouche et le nez. Mais si nous élargissons le cercle de la synthèse, et que nous rapprochions de l'expression du visage, l'attitude du corps, le doute n'est plus possible. Nous voyons là, comme au visage, tous les mouvements concourir à attirer l'air aux poumons par une force plus grande d'inspiration. Le malade est assis sur son lit, dans une position qui favorise le jeu des muscles inspirateurs; les bras sont étendus et se cramponnent aux objets voisins pour fournir un point d'appui aux pectoraux, et aux autres muscles qui n'agissent que dans l'inspiration forcée. Ainsi tout s'accorde, non-seulement au visage, mais dans le reste du corps pour combattre le même obstacle:difficulté de l'inspiration, et si dans la physionomie tout exprime si bien le besoin de respirer, c'est que tout lutte pour le satisfaire.

Mais avant de s'occuper de la physionomie altérée par les maladies et de chercher une application satisfaisante de ses altérations, il est indispensable de connaître ce qui constitue la physionomie normale et es causes qui la modifient habituellement. Il est bien entendu que je ne parle pas de la physionomie comme l'a étudiée Lavater, c'est-à-dire de la forme fondamentale du visage et de ses traits. Cette forme, déterminée surtout par la charpente osseuse, est essentiellement individuelle; elle n'est pas plus modifié par les maladies que par les passions. Elle offre des considérations importantes au point de vue ethnologique, et tout le monde sait qu'on distingue plutôt les races humaines par la forme du front, du nez, des os des pommettes, que par la conformation des autres parties du corps. On pourrait encore en tirer quelques indications pour déterminer le tempérament et la constitution du sujet. Ainsi, un front large et bas, fortement bosselé par des arcades sourcilières proéminentes, des os malaires et des maxillaires inférieurs saillants, des masséters proéminents, une coupe de visage large et anguleuse, sont les signes du tempérameul athlétique. Remarquons que, dans ce cas, si le visage donne des renseignements sur la force générale du sujet, c'est que le reste du corps est construit sur le même plan que la face.

Tandis que la conformation dont nous parlons est définitive et que l'individu la conserve toute sa vie, il est des traits de son visage qui changent constamment, et auxquels le plus petit malaise comme la plus légère émotion, font subir une modification qui n'échappe pas à un œil exercé. C'est la partie mobile et expressive du visage, partie excessivement compliquée, dans laquelle plusieurs ordres d'organes entrent en jeu pour le moindre mouvement d'expression. Les organes les plus grossiers de ces mouvements des traits qui constituent l'*expression* sont les muscles, petits faisceaux très-grêles et difficiles à découvrir, dont M. Duchenne de Boulogne a bien déterminé l'action en leur appliquant l'électricité galvanique, soit sur le cadavre, soit sur le vivant, en se servant d'un sujet atteint de paralysie faciale.

Il est inutile d'insister sur le mode d'action de ces muscles : étant attachés, d'une part, à un point fixe, un os, et, de l'autre, à une partie mobile, la peau, ils attirent, à chaque contraction, les téguments dans la direction de leur point d'attache, et déterminent ainsi des plis et des sillons caractéristiques. Mais les muscles ne sont pas seuls agents de l'expression ; si on applique l'électricité aux muscles du visage d'un cadavre, on peut bien obtenir quelques jeux de physionomie analogues à ceux de l'homme vivant, mais il manque bien des choses pour que l'illusion soit complète. La face morte ne peut que grimacer : c'est qu'il n'existe en elle qu'un des agents de l'expression, la contractilité musculaire, et qu'on ne peut lui rendre la circulation et l'innervation qui tiennent sous leur dépendance une fonction essentielle aussi : la sécrétion. Il est inutile de faire ressortir l'importance de la circulation dans l'expression de la face; tout le monde sait que sa pâleur ou sa coloration vive sont indispensables pour compléter la plupart des jeux de physionomie. Quant au système nerveux, son rôle n'est pas borné à animer les muscles de la face et à les faire entrer en contraction sous l'influence de la volonté ou par un effet réflexe qui est indépendant de nous. Cette fonction est celle du facial. Mais la face reçoit aussi, par l'intermédiaire des vaisseaux de nombreux filets du grand sympathique, qui, enlaçant les artères, peuvent, suivant les occasions, relâcher complétement leurs parois contractiles, ou, au contraire, les crisper, les faire revenir fortement sur elles-mêmes. Ce système de nerfs et de vaisseaux combinés, qu'on a appelé système vaso-moteur, n'est nulle part aussi riche qu'à la face; aussi n'observe-t-on jamais un changement de coloration aussi brusque sur les autres parties du corps sous l'influence d'une émotion vive ou de certaines maladies. Il faut dire cependant que chez certains sujets très-impressionnables, on peut voir quelquefois le devant de la poitrine rougir aussi sensiblement que la figure. Le grand sympathique entre encore en jeu pour produire des expressions de la face, par son action sur les mouvements de la pupille; action combinée avec celle des filets du moteur oculaire commun.

Son action ne se borne pas là; mais, associé aux nerfs cérébraux, dans diverses glandes, et surtout dans l'œil, il règle les sécrétions, et c'est de lui, en grande partie, que dépend l'état terne ou éclatant du globe oculaire. Enfin, l'action des vaso-moteurs produit encore un autre effet de la plus haute importance : en arrêtant ou en augmentant l'afflux du sang dans les capillaires de la face, il produit non-seulement la pâleur et la rougeur, mais encore des changements de volume très-appréciables dans la figure. Quand l'afflux sanguin est considérable, la face est gonflée, turgescente; c'est ce qu'on remarque dans la physionomie dite *vultueuse*. Au contraire, si les parois des vaisseaux crispés reviennent fortement sur elles-mêmes, le sang en est chassé, et l'absence presque complète de ce fluide diminue d'autant le volume de a face qui semble revenue sur elle-même et comme ratatinée : tel est le mécanisme de la face *grippée*. Ainsi l'action musculaire, la circulation, les nerfs de la vie de relation et ceux de la vie organique, voilà les agents es modificateurs de l'expression.

Quelle est l'expression d'une figure saine ? Il semble qu'on devrait commencer par répondre à cette question avant de parler de l'expression de la figure des malades ; et cependant c'est là encore une de ces choses qu'il est difficile de préciser par une définition, ou même par une description. Chaussier a dit : « La face de l'homme sain a une expression en harmonie avec les objets environnants. » — Il est évident que ce n'est pas une définition complète et applicable à tous les cas ; pour en citer un exemple bien simple : l'homme préoccupé a une expression très-peu conforme aux impressions extérieures Il est vrai que si on se place à un point de vue plus particulier, celui d'un malade que le médecin examine, la définition de Chaussier devient beaucoup plus acceptable. Il est bien rare en effet qu'une préoccupation intérieure soit assez forte pour nous distraire complètement pendant l'examen et l'interrogation d'un médecin. Dans ce cas l'homme qui présente une figure indifférente, et qui ne semble pas se douter qu'il est l'objet d'un examen offre à l'observateur une expression réellement morbide et bien connue : la *stupeur*, qui se rencontre dans une foule d'affections et entre autres, dans certaines formes d'aliénation mentale.

Mais pourquoi chercher à définir des choses que tout de monde sent beaucoup mieux qu'une définition ne peut les rendre ? Il est impossible qu'une figure n'ait pas son expression normale sans qu'on y remarque un changement que les observateurs peu exercés appelleront indéfinissable, mais qu'un médecin doit pouvoir rattacher à un trouble correspondant d'un système ou d'un organe. Je me bornerai donc à dire que dans une figure normale les diverses fonctions d'innervation, de circulation, de sécrétion et de mouvement musculaire s'accomplissent avec régularité, et se font, pour ainsi dire, équilibre.

Dans la figure de l'homme sain, en dehors des émotions, des impressions d'ordre moral causées par les objets extérieurs, la physionomie est au repos. Et ici il ne faut pas confondre l'état de repos et l'état d'immobilité absolue.

Les membres d'un homme qui se repose sont dans une immobilité absolue ; leurs muscles sont dans le relâchement complet ou du moins toute contraction volontaire y a cessé, et la seule force vitale qui soit oncore en jeu c'est la tonicité. Pour la face, il n'en est pas de même, et les influences volontaires quoiqu'on n'en ait pas exactement conscience, ne cessent jamais, du moins dans l'état de veille, et en santé.

Comparons l'homme qui se repose après une fatigue musculaire, et le cadavre étendu dans la même position. Si nous voilons la figure, tout, sauf la couleur des téguments et, au thorax, les mouvements de la respiration, tout le reste, dis-je, est exactement semblable dans les deux corps. C'est, des deux parts, la même attitude, la même forme des membres. Mais découvrons la tête ; quel changement ! sans parler de l'aspec humide et brillant du globe oculaire vivant qui contraste avec l'état terne de l'œil mort ; sans parler même du mouvement de clignement qui ne cesse jamais dans l'état de veille, et dont la fréquence est seulement un peu diminuée quand l'œil se repose et ne regarde pas ; quelle différence frappante dans la forme de chaque trait ! D'un côté, l'œil à demi-clos, et dans une position telle que le releveur de la paupière, et l'orbiculaire qui la ferme n'aient ni l'un ni l'autre à faire un effort trop grand ; la cornée recouverte à moitié par la paupière supérieure, mais dirigée en avant, ne laisse pas entre son bord inférieur et la paupière correspondante, apercevoir la couleur blanche de la sclérotique. Sur le mort, au contraire les paupières sont ouvertes, et le plus souvent démesurément écartées, à moins que la main d'un ami ne les ait rapprochées, n'ait *fermé les yeux* au cadavre, en outre, la pupille est renversée fortement en haut et en dedans et se cache sous la paupière supérieure du côté du grand angle : entre les deux bords de l'ouverture palpébrale on ne voit que la sclérotique, d'où l'expression très connue, si connue qu'elle en est triviale, de *tourner l'œil.* Poursuivons la comparaison : Chez l'homme au repos les narines sont ouvertes et soulevées, dilatées légèrement à chaque mouvent d'inspiration. Sur le cadavre, elles sont flasques, affaissées, et retombant sur la cloison, oblitèrent les fosses nasales. Les lèvres du mort sont pendantes ; la supérieure appliquée par son propre poids sur les dents du haut ; l'inférieure tombant un peu en avant et en bas, découvre les dents inférieures jusqu'aux gencives. La bouche est béante, et le menton abaissé vers la poitrine. Chez le vivant, sans qu'il fasse aucun effort conscient, la bouche est à demi-fermée, et le menton ne se laisse pas entrainer par son poids. Les dents ne sont pas serrées, mais les lèvres les recouvrent tout en restant légèrement écartées.

Cette différence dans l'attitude des traits du cadavre et de ceux de l'homme au repos, quand l'attitude du corps est exactement la même dans les deux cas, prouve bien que les muscles de la face ne sont jamais dans un repos complet, comme ceux des membres et du tronc. Dans le repos absolu, la volonté n'intervient plus pour équilibrer l'action des divers muscles qui se font antagonisme ; chacun se trouve donc réduit à sa propre tonicité. La *tonicité* est la propriété qu'ont les muscles de revenir sur eux-mêmes indépendamment de toute influence volontaire ; cette propriété qui ne cesse qu'avec la vie, pourrait s'appeler la *force automatique* de la fibre musculaire. Quand les muscles seront réduits à leur seule tonicité, les plus forts devront toujours vaincre la résistance des plus faibles, et il en résultera des attitudes particulières, déterminées par la prédominance de tel ou tel ordre de muscles dans la région. C'est ainsi qu'à l'avant-bras, lorsque la volonté laisse les muscles complétement abandonnés à eux-mêmes, les pronateurs qui sont plus nombreux et plus forts, l'emportent sur les supinateurs, et la paume de la main se trouve dirigée en dedans, et un peu en arrière. Aussi la position du fantassin, qui, pour porter le petit doigt sur la couture du pantalon est obligé de tenir dirigée en avant la paume de la main, est-elle une attitude qui n'admet pas la nonchalance de l'avant-bras.

Qu'arriverait-il à la face, si la volonté abandonnait ainsi les muscles à leur tonicité? Il arriverait ce que nous voyons dans l'état de syncope, de perte de connaissance, de mort apparente ; on aurait à observer une face en tout semblable à celle du cadavre. La face hippocratique qu'on voit dans les derniers jours de la vie chez les gens qu'une longue maladie a jetés dans une adynamie musculaire, telle que leur volonté intervient à peine dans les mouvements de la physionomie, cette face hippocratique se rapproche beaucoup de la face du cadavre. Ainsi le repos complet, la cessation absolue des influences actives du système nerveux sur les muscles de la face, produit dans les traits des déformations que nous ne voyons jamais chez l'homme sain ; nous pouvons donc conclure que le repos absolu de la face n'a jamais lieu, à moins de troubles profonds dans l'organisme.

Cette vérité est bien frappante pour la physionomie de l'œil. Il est évident que cet organe ne doit sa position régulière qu'à l'action simultanée et symétrique des muscles qui le meuvent. Si l'un d'eux venait à cesser d'agir, à se reposer, l'œil serait entraîné par les muscles opposés, comme on le voit dans le strabisme paralytique. D'un autre côté, on ne peut pas dire que le repos absolu et uniforme de tous les muscles ait lieu à l'état normal en dehors du sommeil. Ch. Bell a démontré que la cessation de l'action des muscles moteurs volontaires amène immédiatement le renversement de l'œil en haut et en dedans, comme on le voit en soulevant les paupières d'un enfant qui dort. Ce mouvement ne s'observe jamais chez l'homme éveillé que dans l'abattement complet des forces, dans la syncope, l'extase etc ; enfin dans des états qui constituent non le repos, mais l'abolition momentanée des influences volontaires. Ainsi les traits de la figure la plus calme sont soumis à un antagonisme continuel, et s'ils se maintiennent dans un équilibre parfait, qui est la physionomie au repos, c'est que continuellement, la volonté intervient, d'une manière inconsciente mais efficace pour modérer l'action de tel muscle, par celle de tel autre qui lui est opposé. Cette activité incessante de l'influx nerveux explique très-bien, je crois, la mobilité si grande des traits de la face qui sont pour ainsi dire, toujours en éveil, toujours tendus à demi, toujours prêts à exécuter avec une extrême rapidité et une précision étonnante les fonctions soit d'expression soit de perception qui leur appartiennent.

La figure normale n'a donc pas pour type l'immobilité absolue. Tout au contraire quand cette immobilité existe soit partiellement, soit généralisée à tous les traits, elle constitue des états pathologiques de la figure, que nous aurons à étudier plus loin. Ce sont : la face de la *stupeur*, et la face de la *paralysie*.

Avant de commencer l'étude des altérations de la physionomie, je crois qu'il est indispensable pour la clarté de mon sujet de jeter un coup d'œil rapide sur les causes génerales qui peuvent modifier l'expression faciale. Nous compléterons ainsi l'étude préliminaire que nous avons faite en examinant quels étaient les organes de cette expression, et leur attitude normale dans l'état sain.

On peut ranger toutes les causes qui modifient la physionomie en deux grandes catégories : causes d'ordre physique, et causes d'ordre moral. Il est impossible de confondre ces deux ordres de causes, quel que soit le drapeau philosophique auquel on se rallie ; qu'on soit spiritualiste et qu'on admette une âme distincte du corps, ou bien qu'on soit matérialiste et qu'on dise avec Cabanis : « le moral n'est que le physique envisagé à un point de vue particulier. » Dans bien des cas, il serait impossible de se rendre compte des changements de la physionomie, si on n'examinait pas attentivement l'état moral du sujet, état presque toujours modifié par la maladie.

Un homme est atteint de rhumatisme cérébral ; il délire et sa face exprime la fureur. Cette expression répond bien évidemment à une émotion morale réelle ; le malade est réellement furieux ; ses gestes violents comme ses paroles menaçantes s'accordent avec la physionomie pour le prouver. Dans le cours d'une affection gastro-intestinale chronique, la face, porte, outre le cachet d'une adynamie marquée, celui d'un découragement profond qui ne joue peut-être pas le moindre rôle dans la déformation des traits. Or tout le monde sait que ces maladies abattent et démoralisent les natures les mieux trempées.

De même qu'une maladie peut produire l'expression d'une émotion ou d'une passion, on voit souvent un trouble moral reproduire à s'y méprendre l'expression d'une maladie. Comparons l'enfant qui suffoque pendant un accès de laryngite striduleuse, et l'homme en proie à une profonde terreur. Le tableau est identique. De deux côtés les narines sont énormément dilatées, la bouche grande ouverte ; les paupières démesurément écartées. Tous deux sont dans l'attitude de l'orthopnée ; le tronc dressé, le cou tendu, la face dirigée en avant. Enfin tous les deux se cramponnent aux objets environnants dans le but évident d'immobiliser le bras qui peut devenir un point d'appui pour les muscles d'inspiration forcée. Il n'y a qu'un seul point où leurs attitudes diffèrent. L'enfant jette le corps en avant, comme pour se précipiter, dit Trousseau, au-devant de l'air qui lui manque; l'homme effrayé le retire au contraire, et se porte en arrière. Cette différence est certainement du plus haut intérêt pour l'artiste peintre ou comédien, mais au point de vue physiologique, elle ne détruit pas l'analogie et presque l'identité des troubles produits chez nos deux sujets. Cette analogie suffirait pour prouver que des deux côtés nous avons le même trouble respiratoire; mais cette vérité devient incontestable si on examine la poitrine de l'homme épouvanté. Il ne respire plus; son thorax ne se dilate pas pour produire l'inspiration; il a un poids qui l'étouffe. Le mot *angoisse* qui exprime l'état dont nous parlons et qui veut dire poids qui accable s'applique aussi bien à la dyspnée physique, qu'au résultat des émotions agissant comme la peur.

Dans quelques cas, l'altération de la physionomie n'a rien qui soit spécial à la figure, et se retrouve *identiquement* dans le reste du corps. Je prendrai des exemples aussi élémentaires que possible pour faire mieux saisir ma pensée. L'enfant atteint de chorée présente un facies bien caractéristique: tous ses traits sont en mouvement. Les yeux clignent avec une violence inaccoutumée, se tournent sans motif de tous côtés; la bouche s'ouvre et se distord dans tous les sens; la langue est tirée à chaque instant: en un mot, le petit malade fait malgré lui les plus horribles grimaces. Au corps, même incohérence de mouvements, même mobilité involontaire de tous les muscles des membres et du tronc ; enfin, les mouvements du corps comme les grimaces de la figure cessent pendant le sommeil. De même la face cyanosée des affections cardiaques à forme asystolique s'accompagne de la teinte livide et violacée de la peau aux autres parties du corps.

Dans ces deux exemples nous voyons que les phénomènes ont une intensité plus grande à la face. Ils s'y manifestent aussi plus tôt que dans le reste du corps.

Ainsi, la teinte caractéristique de l'asystolie est bien apparente à la figure et surtout aux lèvres, à une époque où on ne la retrouve ni à la poitrine, ni aux bras. De même les mouvements choréiques peuvent se voir dans les muscles du visage, longtemps avant d'être très-prononcés dans les membres. Bien des fois un enfant, après avoir reçu de ses parents des avertissements auxquels il ne peut pas se conformer, subit pour ses grimaces une correction paternelle, quand le pauvre petit est au début d'une danse de Saint-Guy qui n'affecte encore que sa figure. C'est que la face est plus riche en vaisseaux, et présente une peau plus transparente ; c'est que, d'autre part, elle est plus mobile, et que les mouvements les plus minimes des traits amènent une déformation qui attire l'attention. Voilà pourquoi, dans les maladies, les troubles les plus légers du début y sont sensibles, quand on les chercherait vainement ailleurs.

Mais nous allons trouver des physionomies dont le mécanisme demande une autre explication. Voici un homme atteint d'ulcère aigu de la cornée, s'accompagnant, comme c'est l'ordinaire, d'une photophobie intense. Tous ses traits sont violemment contracturés ; les sourcils se froncent et s'abaisssent fortement sur les yeux ; les paupières rapprochées convulsivement creusent sur le côté externe de leurs commissures des plis nombreux augmentés encore par la saillie des joues qui se portent vers le haut du visage.

Dans ce cas, on ne trouve plus *identité* entre les mouvements du visage et ceux du reste du corps ; mais *harmonie* parfaite pour concourir au même but. Il y a quelque chose qui complète la physionomie, c'est l'attitude, qu'on pourrait appeler la physionomie du corps. Dans l'exemple que nous citons, voyez l'attitude du malade. La tête est penchée en avant, le menton fortement appuyé sur la poitrine ; les bras se croisent sur le front, ou, si le malade est au lit, ramènent les couvertures sur la tête. N'est-il pas évident que tous les mouvements de la face et du tronc concourent à préserver l'œil de la lumière qui le fait souffrir ? il est inutile de revenir sur le détail de chaque trait pour prouver qu'il en est ainsi. Remarquons seulement que de tous ces mouvements un seul est direct et primitif ; c'est le plus efficace : l'occlusion des paupières. Les autres, comme l'abaissement du sourcil et l'élévation de la joue qui semblent vouloir se rejoindre par dessus le globe oculaire pour lui former un nouveau tégument, la position penchée de la tête qui fuit la lumière vive venant du côté du ciel, la protection par les mains et par la couverture ; tous ces mouvements, dis-je, sont des mouvements secondaires associés au mouvement principal.

Les mouvements de ce genre constituent le mécanisme le plus fréquent peut-être de l'expression des maladies, comme de l'expression des passions. Et remarquons une chose importante, c'est que, dans ce genre de physionomie, les traits du visage ont tantôt le rôle direct et tantôt le rôle complémentaire. Dans le cas que nous avons cité; il est évident que les mouvements de la face sont les mouvements les plus efficaces et les plus essentiels, et que l'attitude du corps joue le rôle secondaire. Dans la dyspnée, au contraire, la dilatation des orifices de la face n'est que le mouvement secondaire, et le mouvement direct se trouve dans l'attitude du corps qui permet aux muscles de l'inspiration forcée de se contracter pour soulever la cage thoracique.

Il est des cas où l'expression faciale est le résultat de mouvements plus indirects encore. On en trouve un exemple frappant dans la physionomie du sourd qui cherche à entendre. Le mouvement principal et direct est celui qui donne à la tête son attitude, le cou tendu et dirigeant un côté de la figure vers la source du son, en présentant une seule oreille (la meilleure), à laquelle la main légèrement creusée forme pavillon. Les autres mouvements qui se passent dans les traits du visage sont tous inutiles à l'audition, à l'exception d'un seul : l'ouverture de la bouche. (Tout le monde sait qu'on entend très-bien par la bouche, à moins que la trompe d'Eustache ne soit oblitérée.) Mais à quoi servent au sourd ces affreuses grimaces qui plissent tout le côté correspondant à l'oreille attentive, et qui portent en haut et en dehors, dans la direction de cette oreille, l'aile du nez, le coin de l'œil et le coin de la bouche? Ce sont des mouvements inconscients qui ne font pas autre chose qu'indiquer une tendance de l'être tout entier vers le même but. Gratiolet en a fait une étude remarquable au point de vue de l'expression normale, et leur a donné le nom de mouvements *symboliques*. Dans l'expression des maladies, on les rencontre aussi souvent que dans celle des émotions morales. Nous en avons déjà vu un exemple frappant dans le mouvement de projection du corps en avant, chez l'enfant en proie à un accès de suffocation, qui semble vouloir se jeter au-devant de l'air qui lui manque.

Il y a bien des cas en pathologie où l'expression faciale n'est pas associée, comme dans les cas précédents, à des changements correspondants dans le reste du corps ; cela, par la raison bien simple que la maladie est localisée à la face ou à son voisinage, et n'impressionne pas les autres parties plus éloignées. Dans tous ces cas la déformation faciale est aussi simple et aussi facile à expliquer que la déformation d'un membre dans une fracture. On peut citer comme exemple la plupart des déformations de l'œil et de ses annexes. L'ectropion qui succède à une cicatrice de brûlure, le strabisme par affection des muscles ou des nerfs propres de l'œil, l'œil larmoyant à la suite de la tumeur lacrymale : toutes ces déformations si significatives pour le médecin, me fournissent des exemples assez clairs pour que je n'insiste pas plus longtemps.

D'autres fois, enfin, toute la physionomie se borne à une expression de douleur. Rien ne paraît plus simple, et rien, en effet, n'est plus facile à comprendre quand la souffrance est modérée. Mais il y a des circonstances dans lesquelles la douleur prend des proportions telles qu'elle constitue pour ainsi dire toute la maladie, ou du moins qu'elle domine toute la scène des symptômes. C'est ce qu'on observe dans les phlegmasies suraiguës des grandes séreuses, et du péritoine en particulier. La figure prend alors une expression de douleur extrême. Mais cette douleur ne retentit pas seulement sur la face : elle impressionne profondément le système nerveux. De là des troubles de l'innervation, de l'action du grand sympathique, en particulier, se traduisant surtout par un état de crispation des tissus, notamment des tissus artériels, sous l'influence des nerfs vaso-moteurs. La face très-sensible, comme nous savons, à toutes les modifications de la circulation, acquiert une apparence spéciale, une expression nouvelle qui vient s'ajouter à celle de la douleur. Elle est pâle et exsangue, mais le retrait du sang a diminué son volume, et elle paraît ratatinée ; enfin les tissus musculaires, subissant eux aussi un léger dégré de retrait, de crispation, les traits sont tirés, et paraissent effilés.

C'est là la face grippée. Elle coïncide avec la petitesse extrême, la grande fréquence et la dureté du pouls. Ces caractères de la pulsation artérielle prouvent bien que le reste de l'appareil circulatoire est partout, comme à la face, dans un état de tension considérable, et que le cours général du sang se trouve gêné par la diminution de calibre des canaux qui le contiennent et par leur résistance à se laisser distendre.

Les divers cas examinés précédemment me paraissent les types principaux auxquels peuvent se ramener les diverses altérations des traits, considérées au point de vue du mécanisme. Je crois donc pouvoir dire, en résumant ce que j'ai exposé plus haut, que l'expression de la face dans les maladies, sera :

1° Une expression *d'ordre moral* correspondant à un trouble apporté par la maladie dans les idées.

2° Une *déformation mécanique* ou physiologique, résultant de la localisation de la maladie sur le trait déformé, ou dans son voisinage.

3° Le résultat d'un trouble généralisé dans tout un grand système (musculaire, circulatoire, etc.) auquel se rattachent les parties altérées de la figure. *Dans ces cas, l'altération de la face est parfaitement identique à celle des autres parties du corps*; mais elle est toujours plus apparente que dans celles-ci.

4° Une altération *sympathique* de la face, s'associant à un trouble survenu dans un organe auquel l'appareil de l'expression peut se rattacher anatomiquement ou physiologiquement.

5° Enfin l'expression de *la douleur* soit simple, soit accompagnée d'une altération secondaire des traits résultat d'une action réflexe sur le système nerveux dont la souffrance excessive a été l'excitant.

DEUXIÈME PARTIE

CHAPITRE Ier.

DE LA FIGURE AUX DIFFÉRENTS AGES.

Avant d'étudier les diverses altérations de la physionomie dans les maladies, il faut jeter un coup d'œil sur la face aux différents âges. Nous allons voir quelle est sa forme normale chez l'enfant, chez l'adulte, chez le vieillard, et nous examinerons aussi, si elle est à toutes les périodes de la vie également impressionnable par les diverses maladies.

Chez l'enfant, la face, comme forme générale, est inégalement développée : la partie supérieure l'emporte de beaucoup, comme volume, sur le bas du visage. De cette disproportion résultent des changements remarquables dans les traits de l'enfant qui grandit. Vers l'âge de la puberté, les parties inférieures acquièrent un grand développement, sans que le haut de la figure participe au même degré à cet accroissement La proportion se trouve alors rétablie, et tel enfant qui annonçait un front vaste et bien ouvert pourra l'avoir étroit et bas, quand il sera à l'âge d'homme. La mâchoire inférieure, qui forme à elle seule le bas du visage, présente des changements remarquables dans la période de croissance. Dans l'enfance, la branche verticale se joint très-obliquement à l'horizontale, tandis que, plus tard, elle lui devient perpendiculaire. C'est là une des causes les plus efficaces du changement de figure d'un enfant qui grandit : sa figure s'allonge; en même temps son menton qui était fuyant devient droit, et la poussée des dents en augmente la longueur. Enfin un changement important survient toujours dans la direction du front. Les sinus frontaux à peine marqués dans l'enfant deviennent saillants chez le jeune homme, et cette éminence nouvelle relève la racine du nez qui était enfoncée, et fait paraître plus fuyant le front qui surplombait, chez quelques sujets, et dépassait la perpendiculaire. Ces considérations sont importantes pour expliquer certaines conformations de visage qui indiquent un état pathologique. Chez les rachitiques où tout le système osseux a subi un arrêt de développement, par suite d'un travail trop prompt d'ossification, les traits gardent, dans l'âge adulte, quelque chose de la figure enfantine. Le front est très-vaste et le bas du visage très petit, le menton étroit, tantôt fuyant, tantôt relevé *en galoche*, suivant l'expression vulgaire. Comme les autres parties du squelette ont subi une altération correspondante, et que l'arrêt de développement s'est fait sentir aux autres os, comme à la face, on pourra reconnaître, à la seule inspection du visage, un vice de conformation d'une partie éloignée. C'est ainsi qu'on devine à dix pas, comme le dit M. le professeur Pajot, qu'une femme est atteinte de rétrécissement rachitique du bassin.

Voilà pour les parties osseuses. Quant aux parties mobiles, elles sont excessivement sensibles à toutes les altérations, soit prochaines, soit éloignées, du reste du corps. Cela tient à la vitalité plus grande des parties et à l'influence si grande que peut exercer sur elles un trouble de nutrition, à un âge où le mouvement de nutrition est très-actif. Enfin les troubles fonctionnels s'y marquent davantage aussi, parce que le besoin de l'accomplissement régulier de ces fonctions est plus impérieux qu'aux autres époques de la vie. Ainsi Laënnec a dit avec raison que « *l'enfant a plus besoin de respirer que l'adulte.* » D'autre part, la volonté, à cet âge étant encore, pour ainsi dire, à l'état rudimentaire, n'a pas une influence capable de contrarier les mouvements naturels des traits. La physionomie exprime plus nettement les maladies, de même qu'elle manifeste plus naïvement les impressions morales.

Chez l'adulte, peu de considérations spéciales à tirer de l'étude de la face. Signalons cependant un fait. Dans la période un peu avancée de l'âge mur, période de déclin, sinon pour les forces, au moins pour les formes et la beauté physique, la tendance à engraisser s'observe même chez les sujets les plus maigres, et imprime à la figure un cachet particulier. Les traits se chargent de graisse, mais non d'une manière uniforme et régulière, comme chez une personne jeune qui prend de l'embonpoint. Le tissu adipeux s'amasse, ou, pour mieux dire, s'infiltre dans les parties qui lui présentent une couche cellulaire plus lâche, plus facile à distendre. C'est ainsi que le premier signe de décadence de la beauté d'une femme s'observe aux paupières, et surtout à la paupière supérieure, comme l'ont fait remarquer tous les anatomistes. Là, près du grand angle de l'œil, un petit bourrelet graisseux vient en partie combler le sillon qui sépare le globe oculaire du sourcil. Plus tard on peut remarquer une altération semblable de la paupière inférieure, où le sillon oculo-palpébral devient plus accentué, par suite du gonflement de la partie qui le surmonte.

Dans la vieillesse, période de décadence et de dénutrition, la figure est intéressante à étudier au point de vue anatomique. La plupart des changements qu'on y observe tiennent à un manque de réparation, à une usure des tissus. La déformation caractéristique est dans le bas du visage. L'absence des dents rapproche du nez le maxillaire inférieur, comme chez l'enfant ; mais la branche verticale de cet os n'est plus oblique, comme au premier âge ; elle est tout à fait perpendiculaire. Aussi le menton, au lieu d'être fuyant, est-il proéminent et dirigé en avant et un peu en haut. La peau qui a perdu sa rétractilité, et dont le tissu adipeux s'est en grande partie résorbé, se trouve tout à la fois plus flasque, et trop large pour les parties qu'elle recouvre. De là les rides.

Au point de vue physiologique de l'expression, la face des vieillards est l'inverse de celle des enfants. Les maladies retentissent peu sur leur physionomie. Cela tient, en première ligne, au manque de réactions générales qui fait que, chez le vieillard, le pouls est aussi trompeur que le visage, et qu'une inflammation très-grave, comme la pneumonie, peut laisser la circulation presque calme, comme elle laisse la figure presque normale. Il y a encore une autre raison, raison toute locale, du manque de physionomie des vieillards ; c'est la présence de ces plis de la peau, de ces rides nombreuses, dont la saillie masque les changements de forme que pourraient subir les traits.

De ces considérations il résulte qu'on doit attacher une grande importance à l'inspection de la face dans les maladies des enfants et se défier au contraire de la physionomie des vieillards. Chez ces derniers, rien ne peut remplacer l'exploration physique qui devient le seul guide certain du diagnostic.

CHAPITRE II.

DE L'EXPRESSION FACIALE DANS LES DIVERSES MALADIES.

Il me resterait à présent, pour achever l'étude de la physionomie des malades, à décrire tous les changements que subit la face dans les diverses maladies et à les expliquer en leur appliquant les conclusions que j'ai exposées dans la première partie de ma thèse, sur le mécanisme de l'expression.

Mais une semblable étude, si elle était complète m'entraînerait beaucoup trop loin, et demanderait, du reste, des matériaux et une expérience que je n'ai pas encore. La fin de mon travail sera donc nécessairement écourtée, et on pourra me faire le reproche de n'avoir pas parlé de tout.

Je me bornerai à étudier les altérations les plus importantes de la face, celles qui me paraîtront le plus propres à constituer des *types* auxquels les autres variétés de physionomies pourront se comparer. J'examinerai aussi certaines déformations locales de telle ou telle partie du visage qui me paraissent propres à mettre en lumière certains côtés du mécanisme de l'expressoin. Je passerai donc rapidement en revue, d'abord les principaux systèmes organiques, puis les divers traits isolés du visage.

Maladies cérébrales.

Il s'en faut de beaucoup que la physionomie soit toujours la même dans les maladies du cerveau. Elle y est aussi variable que les autres symptômes de ces maladies, et l'on sait qu'aucun organe ne manifeste ses lésions où ses troubles par des signes plus divers. L'expression faciale variera non-seulement suivant la nature de la maladie, suivant sa marche aiguë ou chronique, mais encore suivant ses périodes. Quelle différence entre la figure de la première période de la méningite, période d'excitation, et celle d'une époque plus avancée, période de collapsus! D'une part, face animée, excitée par le délire; de l'autre immobilité, stupeur profonde, paralysie localisée des traits. Il est vrai que, de ces deux physionomies, celle qui est la plus caractéristique, qui indique le mieux une affection du cerveau, c'est la seconde : la face stupéfiée. On l'a décrite souvent sous le titre de facies cérébral.

Si nous cherchons à établir diverses catégories pour ces expressions si variées de la face des maladies cérébrales, nous voyons que toute une série d'altérations de la physionomie se rapporte à un trouble correspondant des facultés intellectuelles : le délire. Un second groupe se rattache, non plus à un trouble des facultés cérébrales, mais à une abolition plus ou moins complète de toutes ces facultés : c'est le facies de la stupeur et ses divers degrés. Enfin, dans une troisième catégorie nous classerons les expression qui se rattachent à une perversion des fonctions motrices : ce sont le facies convulsif et le facies paralytique.

Le *délire* s'exprime sur les traits de bien des façons, mais toujours la physionomie correspond au trouble actuel des idées plutôt qu'à la lésion physique qui a déterminé ce trouble. La forme la plus commune est le délire furieux dans lequel les paroles, les cris, les gestes violents, sont parfaitement en harmonie avec la face injectée, vultueuse, les yeux brillants, la bouche écumante. Cette forme de délire et la physionomie qui le caractérise se rencontrent à des degrés divers dans des maladies de nature différente, et de siége très-varié, mais toujours, au moment où on l'observe, ces maladies sont accompagnées d'une violente congestion du cerveau et des méninges. C'est la physionomie du début de la méningite, des affections pulmonaires, pleurales, rhumatismales, etc., compliquées de congestion encéphalique. Mais la physionomie de l'homme en délire n'a pas toujours cette expression d'animation furieuse; il y a des délires sombres, il y en a de gais, et la figure correspond parfaitement à ces diverses tournures des idées. Il y a des délires tranquilles dans lesquels la figure du malade conserve son expression normale, et où le trouble de l'intelligence ne se manifeste que par les actes. C'est ce délire qu'on appelle aussi délire d'action ; cette forme s'observe surtout chez les vieillards, et c'est une preuve nouvelle pour démontrer qu'à cet âge les réactions sont peu marquées à la face, comme dans le reste de l'organisme. On voit souvent chez l'homme âgé, à propos d'une complication cérébrale de n'importe quelle affection, le délire calme s'établir sans que le médecin en soit averti par aucun expression insolite des traits. Le malade se lève, marche, cherche à sortir, et souvent, prenant la fenêtre pour la porte, se précipite de plusieurs étages; tout cela sans que sa figure ait trahi le trouble profond de ses facultés cérébrales. Il faut donc, quand on soupçonne le délire chez un vieillard, ne pas s'en tenir à l'expression de la face, mais l'interroger, le faire parler; on verra souvent alors un homme qui paraît avoir beaucoup de calme, faire des réponses bizarres, incohérentes; on reconnaîtra que ses mouvements les plus naturels en apparence sont le commencement d'exécution d'un acte qui se rattache à ses conceptions délirantes. On peut rapprocher du délire la physionomie larmoyante et plaintive de certains apoplectiques, et surtout des gens atteints de ramollissement cérébral. Leur figure exprime, sans aucun motif réel, un attendrissement, une sensibilité qui produisent des pleurs abondantes, et toute l'apparence de la physionomie du chagrin. Cette expression a été observée par tout le monde; on a voulu en faire un signe pathognomonique du ramollissement cérébral.

La *stupeur* est, on peut le dire, l'inverse du délire; aussi la face, dans cet état, offre-t-elle un contraste complet avec la physionomie délirante. Au lieu de l'animation et de la fureur, ou tout au moins de la surexcitation, c'est l'insensibilité, l'immobilité. L'expression de stupeur peut survenir brusquement, ou s'établir graduellement. Dans ce dernier cas, elle suit une progression dont les différents degrés ont été appelée : l'*indifférence* l'*étonnement* la *stupeur vraie*. Ces trois nuances d'une même expression correspondent à une diminution successive de l'action du cerveau. A chaque degré, les influences volontaires s'émoussent de plus en plus, ainsi que les facultés perceptives. Dans le premier degré, l'*indifférence*, le malade n'a perdu ni la faculté de comprendre, ni le pouvoir de répondre, mais il semble n'avoir plus la force d'attention nécessaire pour s'occuper de ce qui se passe autour de lui ; quand on le questionne il comprend et répond, mais sa figure exprime alors un effort pénible, et retombe aussitôt après dans son immobilité. Dans l'*étonnement*, le malade plus absorbé est souvent somnolent ; les yeux fermés, il paraît dormir. D'autres fois les paupières sont légèrement écartées, mais l'expression de l'œil est vague, il ne regarde rien. A ce degré, il faut une excitation plus forte pour rappeler le malade aux objets qui l'entourent, et quand on est parvenu à le retirer de sa torpeur, il est lent à comprendre ; sa mémoire ne lui rappelle pas, au premier moment, sa position ; il ne reconnaît ni les visages, ni les objets qui l'entourent, et paraît surpris de les voir. Sa figure correspond avec une exactitude parfaite à cet étonnement, à cet effort qu'il fait pour reconnaître les objets qui lui sont le plus familiers. Enfin, dans la *stupeur vraie*, il n'est plus possible de retirer le malade de son immobilité. Toutes ses facultés cérébrales semblent anéanties ; aussi est-il bien rare d'observer le délire en même temps que la stupeur. Ici, c'est l'abolition presque absolue de l'influence active du système nerveux sur les muscles de la face. Tous les traits paraissent inertes. Les yeux sont à demi-fermés, les globes renversés en haut et en dedans sont à moitié cachés par la paupière, position qui indique toujours que les influences volontaires sont complétement suspendues. La paupière reste immobile; la cornée se recouvre souvent de produits de sécrétion et de larmes concrétées que la paresse du mouvement de clignement laisse s'accumuler. Les narines sont tantôt légèrement dilatées, tantôt affaissées, mais dans ces deux cas, *pulvérulentes*, c'est-à-dire que les poils qui en garnissent l'entrée se recouvrent des poussières atmosphériques, que la respiration trop faible ne chasse plus. Le menton est pendant, et la bouche est ouverte, ce qui ne contribue pas peu à dessécher la langue et à lui donner l'aspect dur et corné qu'on observe presque toujours dans les maladies à forme typhoïde.

L'invasion lente de la stupeur se rencontre dans quelques affections cérébrales, comme la méningite. On la rencontre aussi dans une autre maladie qui retentit d'une manière grave sur les fonctions du système nerveux, bien qu'on ne puisse la localiser dans ce système, c'est la fièvre typhoïde. Mais elle peut s'établir brusquement dans certaines maladies cérébrales qui ont un début rapide, comme la commotion du cerveau. Ce dernier cas me semble le type le mieux choisi pour faire comprendre le mécanisme du facies de la stupeur. Qu'observons-nous dans une violente congestion cérébrale? Perte absolue pendant un temps variable, mais généralement assez court, de connaissance et de sensibilité. En même temps, dans tout le système musculaire, perte généralisée du mouvement sans paralysie localisée dans telle ou telle partie du corps. Cet état qu'on a appelé *résolution*, diffère de la paralysie, en ce que l'absence de mouvement, le relâchement musculaire, ne vient pas de l'impossibilité des organes moteurs à exécuter les ordres de la volonté, mais de l'absence même d'excitation volontaire. Aussitôt que l'individu est, comme on dit, revenu complétement à lui, aussitôt qu'il est en état de vouloir, l'usage de ses muscles reparaît, sans qu'il garde trace de cette abolition passagère de la mobilité. Dans ces cas, on observe toujours la stupeur de la face, et elle se trouve évidemment liée à l'état général du système moteur; il y a résolution des muscle de la face, comme il y a résolution des muscles des membres.

Ce mécanisme, qui paraît ici bien clair, est le même pour toutes les autres affections où se rencontre la stupeur. La méningite à la période d'épanchement intra-crânien, l'hémorrhagie méningée, s'accompagnent, en même temps que de stupeur, d'un degré plus ou moins prononcé de résolution de tout le corps. Dans la fièvre typhoïde, si ce n'est de la résolution qu'on observe, c'est au moins un état qui s'en rapproche beaucoup, l'*adynamie*, qui n'est pas autre chose, comme dit Racle dans son Traité de diagnostic, qu'un état de résolution survenu graduellement. Enfin, dans tous ces cas, l'attitude du corps concorde parfaitement avec celle de la face pour exprimer l'inactivité presque absolue du système musculaire. Le corps est comme abandonné à lui-même, étendu sur le dos, dans une attitude qui ne demande l'intervention d'aucune puissance musculaire; les muscles du cou complétement détendus, laissent retomber la tête sur l'occiput, la face dirigée en avant.

L'expression de stupeur de la face n'est pas toujours simple ; il s'y mêle très-souvent d'autres expressions secondaires. Ce sont des déformations spéciales à la la maladie, et propres à faire distinguer entre elles deux affections qui s'accompagneraient de la même immobilité des traits. Ainsi, dans la méningite, on observe, outre la stupeur, des paralysies diverses, la déviation de la bouche, le strabisme. C'est qu'il n'y a pas seulement une compression généralisée de la masse encéphalique ; il y a aussi une action plus localisée des exsudats sur les origines des nerfs, à la base du cerveau. Souvent aussi, dans la même maladie, on voit passer une rapide expression de douleur sur ces traits impassibles, et le petit malade, retiré pour un court instant de son insensibilité par une souffrance aiguë, pousse un petit gémissement tout à fait caractéristique. En même temps il semble faire un effort pour ouvrir les yeux, et, comme si le releveur de la paupière était trop faible pour produire cet effet, le muscle frontal vient à son aide et remonte à fois le voile palpébral et le sourcil. De là résulte une expression frappante, et remarquée certainement par tous les médecins qui ont regardé des enfants atteints de méningite. Le front se plisse, et le sourcil s'élève par son milieu en se courbant en arc ; la paupière légèrement soulevée laisse voir la prunelle dirigée en haut et en dedans. Cette expression se retrouve à des degrés moins prononcés, dans beaucoup d'affections qui s'accompagnent à la fois de douleur et d'accablement des forces, dans certaines céphalgies où la souffrance est, comme on dit, *gravative*. Je ne puis mieux la comparer, pour en donner une idée à ceux qui ne l'ont pas observée, qu'à la physionomie d'un homme qui ressent une profonde douleur morale, mais qui, se sentant incapable de la repousser, se résigne à la subir. On le voit alors lever les yeux vers le ciel ou vers le plafond, comme pour adresser ses plaintes à une puissance siégeant plus haut que lui.

La *face convulsive* se trouve souvent dans les maladies cérébrales; ainsi on l'observe à une certaine période de la méningite. Elle se voit bien plus souvent dans les maladies générales du système nerveux, et, en particulier, dans les grandes névroses : l'hystérie, l'épilepsie.

Quelle que soit l'origine des convulsions de la face, elles peuvent présenter deux types : être *toniques* ou *cloniques*, comme dans le reste du corps. Elles peuvent aussi être partielles ou totales, généralisées à tous les muscles de la face, et enfin être intenses, ou à peine caractérisées. Les convulsions localisées à une partie de la face ne sont pas le cas le plus fréquent. On les trouve cependant dans le tic douloureux, où on voit grimacer une seule moitié de la face, quelquefois même une région plus limitée, correspondant à celle des branches de la 5e paire qui est affectée de névralgie. Dans le cas de tic douloureux de la face, l'expression est complexe. Outre la grimace produite par la contraction musculaire convulsive, la figure présente une expression de violente douleur. De plus, sous l'influence de la névralgie de la branche de Wilis, l'œil du côté malade est rouge, injecté, saillant; la joue est sillonnée de larmes causées moitié par la douleur, moitié par l'influence du nerf affecté sur la glande lacrymale à laquelle il fournit un rameau. Quant au mécanisme de la convulsion, il est facile à expliquer : c'est une contraction réflexe. L'impression douloureuse transmise au cerveau par la 5e paire revient par l'intermédiaire de la 7e exciter les muscles de la face.

On peut rapprocher de ces contractions réflexes produites par la douleur, certains mouvements instinctifs très-fréquents dans les névralgies faciales simples. On voit souvent, pour citer un exemple, des personnes atteintes de migraine, quand la douleur siége à la branche nerveuse frontale, contracter le sourcil et froncer les paupières. Le résultat inconscient de ce mouvement est de comprimer les branches nerveuses souffrantes. Il en résulte pour le malade un soulagement léger, mais réel. Le plus souvent le geste vient s'ajouter au jeu des traits et la main presse le point douloureux pour établir une compression plus efficace.

La *chorée* présente le type des convulsions cloniques de la face. Chez l'enfant choréique ces convulsions présentent la particularité curieuse de produire une expression de niaiserie tout à fait caractéristique. Cette expression devient plus manifeste encore quand on regarde attentivement le petit malade ; on sait que les choréiques présentent une exagération de leurs convulsions quand ils se voient l'objet d'un examen soutenu. Chez l'enfant qu'on regarde fixement, les grimaces redoublent. La langue est tirée rapidement, la bouche s'ouvre, les lèvres se tordent, les yeux roulent et clignent rapidement, la tête se penche à droite et à gauche; l'enfant a l'air de faire un jeu de ces contorsions. Une personne étrangère à la médecine le prendrait sûrement pour un idiot, ou du moins pour un petit sot. On a dit, il est vrai, que les facultés mentales étaient un peu troublées dans la chorée; mais on n'a pas besoin d'invoquer cette raison pour expliquer l'apparence du visage. Si nous examinons les mouvements de la chorée, nous voyons qu'ils n'ont pas le caractère de régularité et d'uniformité que présentent les convulsions dans d'autres affections. Ici, il y a bien mouvement involontaire, mais il y a surtout désordre, défaut de coordination de mouvement. Le malade est obligé, pour saisir un objet placé près de lui, de faire plusieurs mouvements du bras dans d'autres directions, avant de réussir à porter sa main sur le point qu'il veut atteindre. De même chaque mouvement des traits du visage est *dénaturé*, et les changements de forme qui doivent constituer l'expression se font tout de travers. Dans le tic douloureux, il y avait seulement *grimace*, c'est-à-dire mouvement involontaire qui ne peut faire penser à l'expression d'une idée. Dans la chorée, outre la convulsion qui défigure et fait grimacer, il y a la perversion du mouvement qui *dénature* le jeu de la physionomie. En un mot, il est aussi difficile au visage d'un choréique de reproduire exactement ce qu'il pense ou ce qu'il sent qu'à son bras de porter à la bouche un verre plein sans en répandre le contenu. Il n'est donc pas surprenant que la figure d'un enfant intelligent, dans des conditions pareilles, revête le caractère de la niaiserie.

On peut, je crois, rapprocher de la convulsion un

phénomène qui se passe dans les vaisseaux de la face, et qui s'observe dans la *méningite tuberculeuse.* Je veux parler des alternatives de rougeur et de pâleur qu'on observe dans la coloration des joues. Ces différences tiennent évidemment à un mouvement alternatif de resserrement et de relâchement des parois capillaires sous l'influence des nerfs vaso-moteurs. C'est là une véritable convulsion, qui est sous la dépendance du grand sympathique, comme les convulsions qu'on a appelées *internes.* Il n'est pas étonnant de la rencontrer dans une maladie qui s'accompagne de tant d'autres phénomènes convulsifs. Un seul caractère différencie le fait que nous signalons d'une convulsion musculaire, c'est la lenteur beaucoup plus grande du mouvement. Mais on sait que dans le système des nerfs de la vie organique la lenteur et la persistance sont les caractères essentiels du mouvement. Ainsi, le relâchement et le resserrement alternatifs des vaisseaux se faisant à des intervalles éloignés, les oscillations du courant sanguin, et partant, les changements de coloration se font avec une lenteur très-grande si on les compare aux contractions brusques et courtes des muscles atteints de convulsion. Remarquons que ces phénomènes correspondent à une période où on observe des troubles profonds dans le système vaso-moteur. Les effets réflexes y ont une énergie qui indique une diminution considérable des influences cérébrales; car le cerveau, est, comme le dit M. Cl. Bernard, le modérateur des actions réflexes. C'est une action réflexe qui produit la *tache méningique* signalée par Trousseau. Sous la pression de l'ongle qui chasse le sang mécaniquement, la peau pâlit d'abord, mais l'impression irritante se traduit par un effet reflexe sur le grand sympathique, d'où le relâchement prolongé des parois capillaires, et rougeur persistante de la peau.

La face convulsive du *tétanos* nous montre le type des convulsions toniques. Les contractions sont rarement généralisées à tous les muscles de la face ; elles se bornent le plus souvent à deux sortes de muscles : les élévateurs des mâchoires, ce qui produit le resserrement des dents, et *le trismus* ; les abaisseurs de la lèvre inférieure, et ceux qui la tirent en dehors, ce qui produit le *rire sardonique*. L'expression effrayante qui résulte de ces deux contractures, annonce et précède l'invasion de la maladie dans les autres muscles.

Dans les grandes névroses, l'hystérie, l'épilepsie, le facies est intéressant à étudier : on doit l'observer pendant et après l'accès, et aussi, en dehors des attaques.

La physionomie de *l'hystérique* en dehors des attaques est assez caractéristique. Elle demande à être examinée pendant un certain temps, et on ne doit pas s'en tenir au premier coup d'œil, mais l'observer aussi au moment où diverses circonstances extérieures peuvent l'émotionner.

Au premier abord, ce qui frappe dans la femme à tempérament hystérique, c'est la mobilité extrême de ses traits. L'œil est agité d'imperceptibles tremblements, et se porte avec rapidité dans diverses directions, le mouvement de clignement est fréquent, quelquefois d'une rapidité fatigante pour l'observateur. Les sourcils exécutent de légers mouvements de froncement, les narines et les lèvres frémissent. Tout cela a lieu en dehors de toute émotion appréciable. Mais si, à l'état calme la figure est si peu reposée, c'est bien autre chose à la moindre impression agréable ou pénible. Le rire convulsif, les larmes, les sangots se succèdent avec rapidité et pour les causes les plus futiles, et témoignent de la susceptibilité plus grande du système nerveux. Cette physionomie n'annonce pas toujours une hystérique, mais elle annonce au moins ce qu'on appelle le *tempérament nerveux*, et ceux qui en sont doués, s'ils n'ont pas habituellement des attaques peuvent en éprouver accidentellement, et à l'occasion d'une violente impression morale ou physique. Il faut dire aussi que rien n'est plus facile à simuler que la physionomie que je décris ; mais ce n'est pas une raison pour la nier, de même qu'on ne nie pas l'existence de l'hystérie sous prétexte que beaucoup de femmes se donnent des attaques de nerfs quand elles le jugent à propos.

A cette physionomie qui indique une tendance, une constitution hystérique, il faut ajouter les changements des traits qui sont le résultat des attaques : l'infiltration sanguine des paupières, produisant un cercle bistré autour des yeux, la bouffissure de la face qui a été distendue par la congestion. Ces changements sont toujours visibles après l'accès, au moment où il vient de finir, et souvent ils deviennent persistants, quand les attaques se répètent fréquemment.

Enfin, au moment de l'accès, l'expression est quelquefois bien caractérisée, souvent très-variable, mais toujours beaucoup moins bien déterminée que dans l'épilepsie. Ce sont des contractions toniques produisant la roideur des mâchoires, le grincement des dents, le renversement des yeux, et alternant avec des convulsions cloniques qui font grimacer les traits, mouvoir en tous sens les globes oculaires. Au milieu de ce désordre, des expressions de gaieté, de colère, quelquefois de volupté, des éclats de rire, des pleurs, des sanglots. En un mot il est impossible de tracer un tableau régulier de cette physionomie dont le caractère spécial est son irrégularité même. Il y a pourtant à la face une altération qui fait rarement défaut : c'est la congestion violente, l'état vultueux par gêne de la respiration, gêne due aux contractions spasmodiques des muscles du pharynx, et à l'irrégularité des mouvements respiratoires.

Le facies de l'*épileptique* est beaucoup mieux défini que celui de l'hystérique. Cela tient, sans aucun doute, à ce que cette maladie est mieux caractérisée elle-même. L'épilepsie, en effet, est beaucoup moins capricieuse que l'hystérie dans sa marche, ainsi que dans ses attaques, surtout ses grands accès, ceux qu'on appelle le *grand mal*. Là, nous voyons une physionomie frappante et facile à décrire. On y remarque deux changements successifs, correspondant à deux phases bien distinctes de l'attaque. Au début, au moment où l'épileptique tombe comme foudroyé la face contre terre, son visage est d'une pâleur cadavérique, ses traits tirés, comme dans la face grippée, ses yeux renversés en haut et en dedans, sous la paupière supérieure. Cette expression dure à peine quelques secondes ; elle correspond à la période de contraction tonique, à celle où tous les tissus contractiles reviennent sur eux-mêmes, chassant des vaisseaux le sang qu'ils contenaient. A cette physionomie en succède une autre toute différente. La face rougit et se congestionne sous l'influence de l'arrêt de circulation que produisent la rigidité et l'immobilité des muscles du thorax : elle offre la teinte asphyxique. C'est alors qu'à la courte période de contraction tonique succèdent les contractions cloniques. L'immobilité des traits qui semblaient atteints de rigidité cadavérique, fait place aux mouvements convulsifs de tous les muscles de la face. Les globes oculaires roulent par un mouvement saccadé et régulier d'un côté à l'autre de l'orbite; les coins de la bouche sont tirés en dehors et ramenés sur eux-mêmes par des mouvements alternatifs; les muscles masticateurs abaissent et élèvent la mâchoire, et ce mouvement fait mousser la salive, que la contraction des masséters a chassée des glandes qui la sécrètent. De là, l'écume qui s'échappe des lèvres, et qui est ordinairement teintée de sang, par suite de la morsure profonde de la langue.

Telle est la face au moment de l'accès. Après la fin de celui-ci, il reste encore un gonflement produit par la congestion violente, et qui tarde à se dissiper. Souvent aussi l'afflux sanguin a déterminé des déchirures dans les capillaires, et il se produit ainsi des ecchymoses sous forme de taches ponctuées. Ce *pointillé* suffit, avec les morsures de la langue, pour reconnaître, au réveil du malade, qu'il a été frappé la nuit sans s'en apercevoir d'une attaque d'épilepsie. Quelques épileptiques sont sujets, après l'accès, à des mouvements de fureur involontaire, très-dangereux parce qu'ils sont imprévus. L'inspection de leur visage, au moment où ils reprennent connaissance, pourrait souvent faire prévoir aux assistants le danger qu'ils courent et leur permettre de s'en garantir.

Enfin, avant l'accès, la physionomie du malade peut faire prévoir l'invasion prochaine de sa maladie. La plupart des épileptiques sentent venir l'attaque et l'annoncent à ceux qui les entourent, quelques instants avant d'en être atteints. D'autres malades, plusieurs heures et quelquefois plusieurs jours avant la crise, changent sensiblement d'humeur. Ils deviennent sombres et irascibles; leurs traits annoncent l'inquiétude, la colère concentrée; le regard est farouche, défiant. La physionomie exprime un changement d'humeur, et son expression habituelle est remplacée par un air chagrin et mécontent.

Le facies *paralytique* est celui dans lequel on observe la perte de contractilité d'un ou de plusieurs traits du visage. Il ne mérite pas beaucoup de considérations spéciales, car la paralysie se fait dans les muscles du visage par le même mécanisme que dans les autres muscles des membres et du tronc. La forme la plus commune de la paralysie est l'hémiplégie faciale, c'est-à-dire la perte de mouvement dans une moitié latérale de la face. Elle dépend d'une affection cérébrale, ou d'une lésion localisée au nerf facial, ou bien encore d'une maladie qui porterait sur les muscles eux-mêmes, comme la paralysie faciale, dite rhumatismale. Rien de plus caractéristique que la physionomie de l'hémiplégie de la face : les traits du côté sain attirent à eux ceux du côté paralysé, dont la contractilité ne peut plus maintenir l'équilibre. De là résulte une déviation particulière de chaque trait, de la commissure labiale, etc., et un mouvement de totalité du côté malade qui paraît proéminer sur le côté sain qui l'attire, et être situé sur un plan plus antérieur. Enfin, tout le monde a parlé de l'immobilité du côté malade qui reste inerte et inexpressif, pendant que l'autre est mis en mouvement par les émotions diverses que peut ressentir le sujet. Enfin, on a noté aussi l'effacement plus ou moins complet des vides du côté affecté, par suite du tiraillement que lui fait subir le côté encore mobile.

Tous ces changements sont plus manifestes quand le malade rit, pleure, parle, siffle, etc., que quand sa physionomie est au repos. Je n'ai pas besoin d'insister sur ces détails, mais il est un état de la face paralysée qui mérite notre attention : c'est le cas de paralysie faciale double. La figure présente dans ce cas une immobilité absolue et semble un masque de cire. Les yeux sont largement ouverts par la paralysie des orbiculaires, la bouche est béante et laisse échapper la salive ; les narines affaissées s'appliquent l'une contre l'autre à chaque inspiration. D'après un pareil tableau, on croirait être en face d'un malade atteint de stupeur profonde, mais il est un détail dans cette physionomie qui permet d'établir le diagnostic très-rapidement : c'est le regard. L'œil n'est pas atone et vague : les axes visuels convergent parfaitement vers l'objet que veut regarder le malade ; les globes se meuvent dans tous les sens avec facilité. En un mot, si tout le reste de la face exprime la stupidité et l'insensibilité ; les yeux indiquent l'intelligence et l'activité.

Physionomie des maladies des voies respiratoires et circulatoires.

On peut étudier en même temps les modifications imprimées à la face par ces deux sortes d'affections. Les fonctions du cœur et celles du poumon sont si intimement liées l'une à l'autre, que leurs maladies sont rarement indépendantes, et qu'il est très-rare, par exemple, de voir une affection cardiaque prononcée ne s'accompagnant pas de troubles profonds de la respiration. Le plus souvent même ce sont ces derniers troubles qui dominent la scène; souvent ils mettent le malade dans un danger plus pressant que la lésion même du cœur. La congestion pulmonaire, l'œdème du poumon, la bronchite chronique, l'emphysème, affections qui, toutes, produisent la dyspnée, sont souvent les seules manifestations qui attirent l'attention du malade, et portent le médecin à examiner l'organe de la circulation. Il n'est donc pas étonnant de voir la physionomie des maladies pulmonaires se combiner avec celle des affections cardiaques.

Il y a cependant des cas où le cœur ne trouble pas encore sensiblement les fonctions pulmonaires et où il produit sur la face des altérations qui dépendent de lui seul. C'est ce qu'on voit dans l'hypertrophie simple, ou accompagnée d'une lésion des orifices, que l'augmentation de force des parois ventriculaires suffit encore à compenser. Dans ce cas, la circulation, au lieu d'être ralentie et de produire la stagnation du sang dans le poumon et dans le reste du corps, est au contraire exagérée, et la face présente une expression qui se rapproche de l'état dit *vultueux*. Les joues sont colorées, les yeux brillants, animés. Tout indique une sorte d'exubérance de vie, plutôt qu'un malaise. Aussi voit-on souvent les malades, ou ceux qui les entourent ne pas soupçonner leur maladie, jusqu'à ce qu'une fatigue excessive, un excès, ou toute autre cause, aient fait naître une complication.

On trouve aussi des cas inverses, quand le cœur est plutôt dilaté qu'hypertrophié, quand il se laisse distendre par le sang et n'a pas la force nécessaire pour contrebalancer l'obstacle que lui opposent les rétrécissements ou toute autre lésion organique. C'est alors qu'on observe le véritable facies cardiaque, celui que Corvisart appelait le *facies propria*, et qui répond à l'*asystolie* de Beau. Il y a congestion passive de tout le système vasculaire et stagnation du sang dans les capillaires veineux. La face est violacée, les lèvres bleuâtres, les pommettes, le nez fortement cyanosés offrent de distance en distance des dilatations variqueuses des petites veines. A ces changements de coloration s'ajoute souvent l'expression de dyspnée que je décrirai plus loin. Dans une période plus avancée, les signes de l'infiltration séreuse s'ajoutent à ceux de la congestion passive : les tissus pâlissent un peu, et prennent une coloration de cire sale, avec des tons plus foncés, livides de distance en distance ; les joues sont tuméfiées et tremblottantes, les paupières gonflées par l'œdème, les yeux saillants par l'infiltration du tissu adipeux du fond de l'orbite qui les repousse en avant. Une pareille figure annonce généralement une terminaison prochaine, surtout quand la peau se refroidit considérablement. Elle indique une gêne circulatoire poussée à son comble. Elle coïncide avec un état analogue du reste du corps ; les membres inférieurs, le scrotum, le ventre sont toujours fortement tuméfiés avant que l'œdème ne gagne la face.

Les deux facies que nous venons de décrire: la *face animée* des hypertrophies actives, et la *face cyanosée* des dilatations passives, sont les seules modifications des traits qu'on observe dans les affections cardiaques dépourvues de complications pulmonaires. Mais, le plus habituellement, la gêne de la respiration, la *dyspnée*, vient joindre son cachet à celui de l'affection cardiaque, soit sous la forme d'un accès d'asthme, à la suite d'un mouvement violent, d'une émotion, etc.; soit sous forme d'oppression continuelle se rattachant à un emphysème, une bronchite chronique. Toutes les fois que la face exprime la dyspnée ou l'essoufflement dans le cours d'une maladie du cœur, on peut dire que l'appareil pulmonaire participe, au moins momentanément, aux troubles de la circulation.

Si, pour le cœur, les maladies organiques ont un facies bien caractérisé, il n'en est pas de même des affections inflammatoires comme l'endocardite, la péricardite. Ces maladies ne s'accompagnent par d'une altération de la physionomie suffisante pour attirer l'attention du médecin sur l'organe affecté. Aussi, comme elles sont presque toujours secondaires et se développent dans le cours d'une autre affection, comme le rhumatisme, elles passent souvent inaperçues, au moins à leur début. Il est pourtant deux cas dans lesquels la figure présente des altérations qui peuvent mettre sur la voie. L'endocardite ulcéreuse, quand elle prend la forme typhoïde, produit la stupeur de la face et peut attirer ainsi sur le cœur l'attention du médecin. D'autre part la péricardite avec épanchement considérable déterminera, par compression des organes respiratoires, une dyspnée qui deviendra sensible à l'inspection du visage. Mais à ce moment là d'autres signes plus certains, comme la voussure de la poitrine, auront fait reconnaître la maladie.

Dans les *affections pulmonaires*, la physionomie a une grande importance. Ces maladies peuvent se ramener, au point de vue du facies, à trois groupes : 1° les affections inflammatoires à marche aiguë ; 2° les affections, inflammatoires ou non, dont le symptôme dominant est la difficulté considérable de la respiration, la *dyspnée* ; 3° enfin, celles dans lesquelles on observe, comme danger principal, une destruction lente de l'appareil respiratoire, amenant l'affaiblissement graduel, la *consomption* de l'individu : ce sont les diverses sortes de phthisie pulmonaire, la gangrène du poumon, etc.

Dans les maladies inflammatoires du poumon, et surtout dans la *pneumonie* qui peut servir de type à la description, la face présente un aspect caractéristique auquel on se trompe rarement. Elle indique d'abord une difficulté de la respiration, mais, en même temps, elle présente un autre caractère : elle est *vultueuse*, c'est-à-dire gonflée et fortement colorée, le fond du teint présentant une nuance plus sombre sur laquelle se détache une rougeur plus vive des joues. Ce premier changement est facile à expliquer. La face est gonflée, parce qu'elle est le siége d'une congestion à la fois active et passive. Passive, par embarras de la circulation pulmonaire, qui produit la réplétion du système veineux et capillaire; active, sous l'influence de la réaction inflammatoire violente qui produit la fièvre et l'exagération de l'impulsion cardiaque. A ce changement de coloration se joint souvent dans la pneumonie une teinte jaunâtre indiquant un léger degré d'ictère. Cette teinte peu marquée et apparente seulement sur le blanc des yeux dans les pneumonies simples, devient très-intense dans la pneumonie bilieuse, et annonce alors une complication fâcheuse. M. Gubler a signalé un phénomène qui se présente souvent : c'est une rougeur plus vive du côté de la figure qui correspond à la pneumonie. Ce fait est difficile à expliquer. On ne peut alléguer, pour en trouver la raison, le décubitus du malade sur la joue plus colorée; car, dans la pneumonie sans complication d'épanchement pleural notable, la douleur du côté malade invite le sujet à se coucher sur le côté sain. L'expression de dyspnée qu'on observe dans la pneumonie en même temps que l'état vultueux, constitue un changement du visage, différent de la véritable face dyspnéique dont nous aurons à parler plus loin. Ici, c'est simplement un mouvement général d'expansion des traits, par lequel les orifices se trouvent élargis. La bouche est ouverte; les narines fortement dilatées, sont agitées par des mouvements alternatifs d'abaissement et d'élévation, qui correspondent à chaque inspiration et à chaque expiration; les paupières sont écartées et découvrent le globe oculaire un peu plus qu'à l'état normal; les sourcils sont élevés fortement; les mouvements d'élévation et d'abaissement des ailes du nez sont très-fréquents, comme les mouvements correspondants de la respiration. L'inverse a lieu dans un accès de dyspnée franche par obstacle à l'entrée de l'air, dans l'accès de suffocation du croup, par exemple. Dans ce dernier cas, l'effort d'inspiration est longtemps prolongé, et la dilatation des narines est permanente. Dans la pneumonie, le battement continuel et rapide des ailes du nez est si caractéristique chez les enfants qu'il suffit quelquefois pour faire diagnostiquer une pneumonie. Enfin, pour compléter la physionomie de cette affection, ajoutons que la face exprime quelquefois la douleur, et cette expression devient toujours plus manifeste dans les efforts de toux qui ébranlent le thorax.

Ainsi, en résumé, turgescence et animation de la face, dilatation des orifices et mouvements des ailes du nez correspondant à chaque soulèvement du thorax; teinte ictérique légère ou prononcée; expression de douleur augmentée par les mouvements brusques de la poitrine : voilà les principaux traits du facies pneumonique. Ils se retrouvent, mais à des degrés divers et toujours moins bien caractérisés, dans les autres inflammations de l'appareil pulmonaire.

Le *facies de la dyspnée* se retrouve dans une foule d'affections des voies respiratoires. Il résulte, soit de la difficulté de l'entrée de l'air dans les voies aériennes, soit de l'obstacle à sa sortie, soit de ces deux conditions réunies. Il faut dire qu'il est bien rare que l'un des deux temps de la respiration soit parfaitement normal, quand l'autre est profondément troublé. On pourrait cependant citer des cas de dyspnée par gêne de l'inspiration seulement. L'œdème de la glotte en est un exemple. Là, les bourrelets aryténo-épiglottiques fortement infiltrés forment un obstacle considérable à l'entrée de l'air, par le mécanisme de la soupape, mais ne s'opposent pas à sa sortie. Dans les autres maladies, les deux temps de la respiration sont généralement troublés à la fois, mais à un degré différent. Cette différence, souvent très-considérable, entraîne, lorsqu'elle est bien marquée, une modification caractéristique dans l'apparence de la figure. Ainsi, dans la dyspnée par difficulté d'inspiration, la face est pâle ; elle est, au contraire, congestionnée dans la dyspnée par difficulté d'expiration. La raison de cette différence est facile à saisir. Dans l'inspiration, le sang est attiré vers le poumon et vers les points centraux de l'appareil circulatoire ; si l'effort d'inspiration se prolonge, les parties un peu éloignées du système veineux devront être vides et anémiées. C'est ce qui se verra à la face. Dans l'expiration forcée, au contraire, le sang est chassé violemment dans les parties périphériques, et la figure se trouve ainsi congestionnée. C'est un des effets de l'*effort*. Aussi observe-t-on la congestion de la face dans tous les phénomènes qui s'accompagnent d'une expiration violente et contrariée, comme dans la toux, l'éternûment répété.

Dans l'*œdème de la glotte*, type de la dyspnée par difficulté de l'inspiration, la face est pâle, nous l'avons dit, mais, en outre, on y trouve des changements frappants, tous en rapport avec la gêne de la fonction respiratoire. La bouche est ouverte, les narines fortement dilatées, les paupières démesurément écartées.

L'angoisse et la terreur du malade, qui ne peut attirer l'air au poumon, viennent ajouter leur expression à celle de dyspnée, ou plutôt l'exagérer, car nous savons que la dyspnée et la terreur produisent sur les traits la même déformation. D'un autre côté, on remarque une attitude correspondante du corps : l'*orthopnée*. Le tronc se dresse sur son séant, la colonne vertébrale dans l'extension pour favoriser l'élévation des côtes, et, partant, l'ampliation du thorax. La tête est portée en avant, le cou roidi et un peu penché ; les bras s'étendent et se fixent aux objets voisins. Nous avons déjà expliqué cette attitude et montré combien elle s'accorde avec le jeu des traits de la face pour attirer l'air au poumon. Quelquefois il y a un trait changé au tableau que nous venons de tracer. C'est dans le cas où l'œdème de la glotte survient chez un phthisique, et le cas n'est pas rare. On voit alors, dans les derniers moments de la vie, les ailes du nez, trop faibles pour se dilater activement, s'affaisser sous l'influence du vide qui se fait dans les voies aériennes. Il en résulte l'occlusion des narines au lieu de leur dilatation. C'est là un signe fâcheux et qui annonce presque toujours une terminaison prochaine.

Dans la *coqueluche*, pendant les accès de la toux convulsive, le visage présente au début de la quinte une expression à peu près semblable à celle de la dyspnée par difficulté d'inspiration. En effet, ici aussi l'inspiration est gênée, comme le prouve bien le sifflement qui l'accompagne, mais ce qui donne à l'accès de coqueluche son caractère spécial, c'est la difficulté de l'expiration. La contraction spasmodique des muscles qui ferment la glotte ne peut être vaincue que par des efforts violents de l'air expiré, comme le prouve le timbre éclatant de la toux. Le visage de l'enfant est tuméfié, violacé; ses yeux sont larmoyants, injectés, saillants ; quelquefois des ecchymoses sous-conjonctivales, de même que des épistaxis, et quelquefois des hémorrhagies par l'oreille, témoignent de la pression violente qu'a subie le sang dans les capillaires. Comme le montre cette description, les phénomènes de congestion constituent la physionomie tout entière.

Remarquons en passant un détail sur lequel Charles Bell a insisté. Pendant les efforts d'expiration, les paupières se ferment et s'appliquent sur le globe oculaire : cette contraction se voit dans tous les efforts violents. Le portefaix qui soulève un fardeau ferme convulsivement les yeux au moment où il l'enlève de terre, et ne les rouvre que lorsque l'objet est en place sur ses épaules. Ce rapprochement des paupières aurait pour but, suivant Ch. Bell, de soutenir par une compression préservatrice, les petits vaisseaux sanguins de l'œil au moment de leur distension par le sang. Ce mouvement de contraction des paupières s'observe dans des efforts moins violents : tous les mouvements brusques d'expiration, la toux, l'éternument, les éclats de rire s'accompagnent de l'occlusion de l'œil. Cette compression du globe occulaire, dont l'intensité est proportionnée à celle de l'effort d'expulsion de l'air, explique deux phénomènes qui s'observent presque toujours dans les efforts violents et brusques : je veux parler du larmoiement, et des *phosphènes*. Tout le monde a pu remarquer qu'au moment de la plus grande violence de l'effort on voit, suivant l'expression vulgaire, *des chandelles*; tout le monde sait aussi qu'après un effort prolongé, une quinte de toux violente, des éclats de rire soutenus, on a besoin de s'essuyer les yeux qui sont mouillés de larmes. Ces deux phénomènes attestent l'un la compression du globe, et la légère contusion de la rétine, l'autre une pression notable exercée sur la glande lacrymale.

Ce rapprochement ingénieux avait permis à l'auteur de la théorie des nerfs respiratoires, de montrer comment l'œil s'associe, lui aussi, aux mouvements de la respiration, et de prouver que tous les muscles animés par le facial pouvaient se rattacher au système respiratoire.

Dans *les affections chroniques du poumon*, l'expression de dyspnée existe d'une manière permanente, mais très variable dans son intensité. Elle est excessive dans les cas si fréquents où l'affection pulmonaire ou bronchique s'accompagne d'une lésion cardiaque.

Dans la phthisie pulmonaire, on observe souvent la rougeur des pommettes, probablement produite par l'état fébrile qui fait rarement défaut quand on trouve une pareille coloration. L'expression de dyspnée est généralement assez modérée. Mais il est un cas où elle devient très-violente, et elle constitue alors un signe précieux de diagnostic. C'est le cas d'*hydro-pneumothorax*. Quand on voit un malade qui la veille avait la figure calme et reposée présenter tout à coup l'expression caractéristique de la dypnée, les narines dilatées, la bouche béante, les yeux hagards, et, comme complément, l'attitude de l'orthopnée, on doit songer tout de suite à un épanchement d'air dans la plèvre. Ce soupçon devient une certitude si le malade accuse une douleur violente s'étant subitement développée dans un côté de la poitrine, en même temps que la dyspnée.

Il arrive souvent, dans les affections pulmonaires chroniques, que la dyspnée n'est pas le phénomène dominant, ni celui qui met le plus en danger la vie du malade. Ainsi, dans la dilatation bronchique, la gangrène pulmonaire, et surtout la tuberculose du poumon, le malade meurt plutôt d'un état général grave, que des troubles localisés à l'appareil respiratoire. Dans la période ultime des maladies qui présentent cette forme, les malades présentent un facies qui n'est pas à proprement parler le facies pulmonaire ; c'est le facies de l'affaiblissement graduel, de la *consomption*. On le connaît depuis Hippocrate qui l'avait décrit, et on lui donne le nom de *facies hippocratique*. Quelques maladies aiguës, quand elles altèrent rapidement la nutrition, ou quand elles abattent avec une rapidité foudroyante les fonctions vitales peuvent amener la facies hippocratique. Ainsi il s'observe dans le choléra asiatique, et dans certaines formes algides de la fièvre intermittente pernicieuse.

Le facies *hippocratique* est presque l'expression du cadavre ; c'est le plus communément celle de l'agonie. Les yeux sont largement ouverts; ils sont ternes, caves, cernés ; le regard est vague, les prunelles fixes, les paupières immobiles ; les lèvres blèmes sont écartées et laissent voir les dents ; le nez est effilé par l'amaigrissement ; les narines sont pulvérulentes, et les ailes du nez flasques et pendantes, s'appliquent contre la cloison des fosses nasales, à chaque effort d'inspiration ; la peau est pâle, terreuse; les joues sont creuses, amaigries, collées sur les dents auxquelles elles semblent adhérer en produisant la rétraction en dehors des coins de la bouche. Cette dernière expression des traits, qui ne dépend que de la maigreur et de l'atonie des tissus, produit une apparence semblable à celle du rire sardonique. Il n'est pas difficile d'expliquer toutes ces altérations de la face. Elles sont évidemment toutes le résultat d'un affaiblissement profond qu'on retrouve dans tout l'organisme, mais qui n'est nulle part aussi manifeste qu'aux muscles de la face.

Cette faiblesse est mise en évidence par un détail qu'il n'est pas rare d'observer dans les hôpitaux. Dans la saison des chaleurs, la présence des mouches sur la face du malade est, pour ainsi dire, le complément du facies hippocratique. Elles s'abattent sur le moribond qui n'a plus la force, comme à l'état normal, de les chasser par le mouvement de plissement de ses traits, et elles se groupent autour de l'ouverture des yeux, de la bouche, des narines, où les attirent les produits de sécrétion. Aussi la présence des mouches sur le visage des malades est-elle bien, comme on le dit dans le vulgaire, un présage funeste, non pas parce que *la mort les attire*, mais parce que le malheureux agonisant n'a plus la force de les chasser.

L'attitude et l'état général du corps s'accordent bien avec la face pour attester cette atonie complète et cette profonde dénutrition. Le malade est couché sur le dos, le corps sans mouvement; les parois abdominales amincies sont déprimées profondément et vont toucher la face antérieure des vertèbres. Les bords inférieurs des cartilages costaux soulèvent en haut les téguments; en bas les épines iliaques et les pubis limitent l'excavation du ventre. Il en résulte la forme de ventre dite *en bateau*. Le ventre en bateau se retrouve aussi dans certaines maladies douloureuses de l'abdomen, comme la colique de plomb, mais alors son mécanisme est tout à fait inverse de celui que nous venons d'exposer; il n'est pas dû à un affaissement par atonie, mais au contraire à une rétraction convulsive des muscles abdominaux. Enfin, dans l'état qui nous occupe, les téguments de tout le corps présentent la même teinte terreuse que la face; c'est que la circulation est fortement ralentie et affaiblie : le pouls est petit, mou, misérable.

Le mécanisme du facies hippocratique est des plus simples : la figure nous offre tout simplement un échantillon des altérations de tout l'organisme. Il y a, en un mot, *identité parfaite* entre les troubles de la face et ceux du corps. Ces troubles sont plus marqués à la face, mais c'est là une loi constante, comme nous l'avons déjà fait remarquer.

Ce facies ne s'observe pas seulement dans les maladies thoraciques, mais encore dans les affections de n'importe quel organe qui s'accompagnent d'adynamie, de troubles profonds de nutrition. On le voit souvent dans les maladies de l'abdomen, les diarrhées chroniques, etc. C'est peut-être le facies le moins *spécial* de tous ceux qu'on peut observer.

Le facies *cachectique* a certains rapports avec le facies hippocratique, sinon dans ses traits, au moins dans son mode de production. Il indique, comme le précédent, un état général grave, une débilitation profonde, mais moins complète de l'organisme. Dans la physionomie cachectique, on trouve la pâleur, l'amaigrissement, une coloration subictérique dans la la plupart des cas. Tous ces phénomènes se retrouvent sur le reste du corps et ne présentent au reste aucun point bien important à étudier. Le cancer est le type des maladies qui amènent l'état cachectique de la face.

MALADIES DE L'ABDOMEN.

Les *maladies de l'abdomen* ont pour symptôme fonctionnel dominant la douleur. Ce phénomène qui manque rarement dans les phlegmasies aiguës du tube digestif, est surtout intense dans celles du péritoine. Mais les maladies intestinales s'accompagnent en outre d'une altération profonde de la nutrition et d'une adynamie très-prononcée. Cette débilitation générale de l'organisme se voit surtout dans les maladies chroniques ; mais elle peut arriver rapidement, et dans une maladie aiguë, comme la dysentérie. Enfin ces affections, notamment celles de l'estomac produisent souvent sur le caractère du malade une action dépressive qui porte au découragement et aux idées sombres.

Ces trois expressions : douleur, affaiblissement physique, prostration morale, sont les traits principaux du facies abdominal. Je n'ai pas besoin de faire observer qu'on ne les trouve pas toujours réunies sur la même physionomie.

La *péritonite aiguë* est le type des maladies douloureuses, aussi peut-elle bien servir d'exemple pour montrer l'effet de la douleur sur les traits du visage. Ceux-ci expriment bien l'intensité de la souffrance que ressent le malade, mais ils ont encore une autre apparence : ils semblent revenus sur eux-mêmes, ratatinés, crispés. Cette rétraction de toutes les parties de la figure, dans la péritonite, a fait donner au facies péritonéal le nom de *facies grippé*. J'ai déjà montré dans la première partie de ma thèse que cet état dépendait de l'action de la douleur sur le système nerveux, et de la rétraction générale des tissus doués de nerfs moteurs. Nous savons donc que l'amincissement, l'effilement des lèvres et du nez, la pâleur terreuse de la peau, et toutes les autres altérations que nous avons déjà décrites, sont la conséquence de la contraction permanente des parois des capillaires, d'où la diminution du volume réel des parties que le sang a abandonnées, pendant que d'autre part la crispation convulsive de tous les tissus contractiles rétracte toutes les parties du visage, de la périphérie vers le centre. Ici je ne m'attacherai qu'à faire ressortir un point, c'est que l'état de la face s'accorde parfaitement avec celui du corps. Et d'abord, si la physionomie exprime la douleur, l'attitude l'indique aussi d'une manière frappante. Le malade est dans une immobilité absolue mais dans une immobilité *active*, si on peut s'exprimer ainsi ; au moindre contact tout son corps se roidit pour s'opposer instinctivement à tout déplacement, à tout mouvement, car le moindre changement de position amène une augmentation de la douleur. Comme à la face, la peau est terreuse, les tissus musculaires sont rétractés. Un seul point paraît faire contraste; l'abdomen n'est par revenu sur lui-même, il est volumineux, et distendu par des gaz. Cette différence est plus apparente que réelle. Si l'abdomen est distendu, ce n'est pas que ses parois soient flasques ; loin de là. Les intestins seuls sont dilatés par diminution de la résistance de leurs parois et cette atonie n'est pas le résultat de la douleur, mais la conséquence de l'inflammation. Leur tunique musculaire, recouverte directement par le péritoine violemment enflammé, subit une paralysie analogue à celle qui amène la rétention d'urine dans les cystites aiguës, et, dans la phlébite, l'arrêt local du cours du sang, par inertie de la veine. Ils se laissent alors distendre par les gaz dont la force élastique, n'étant plus réprimée, est suffisante pour vaincre la résistance des muscles abdominaux. Mais ceux-ci plus éloignés des parties enflammées ne participent pas à la paralysie. Ce qui le prouve, c'est la dureté, l'extrême tension du ventre indiquant bien une lutte entre la force d'expansion des gaz renfermés dans l'intestin et la force de rétraction des tissus musculaires de la paroi abdominale. Cette tension violente de l'abdomen contribue à augmenter la douleur déjà si vive, et la plus petite pression exercée sur cette région se transmettant avec la plus grande facilité au péritoine, y détermine des souffrances si atroces qu'elles rendent souvent la palpation impossible.

Le facies grippé peut s'observer dans d'autres maladies que celles de l'abdomen. Certaines brûlures peu profondes, mais étendues, le produisent quelquefois avec la plus grande rapidité. Et on sait que ce sont ces formes de brûlures qui donnent lieu aux douleurs les plus insupportables. La douleur y acquiert une telle importance, qu'elle amène souvent la mort du malade à elle seule, et en dehors de toute lésion grave des organes essentiels à la vie. Elles produisent, tout comme les inflammations péritonéales, la petitesse et la fréquence du pouls, en même temps que sa dureté et sa concentration. Cette analogie si frappante entre les altérations produites sur la physionomie par deux affections de nature si différente que la péritonite et la brûlure, prouve bien que le seul point commun qu'elles présentent, la douleur, est la cause du changement des traits, comme elle est cause aussi des autres symptômes fonctionnels qui présentent une analogie si frappante dans les deux cas.

S'il nous fallait encore une nouvelle démonstration pour expliquer le mécanisme de la face grippée, nous citerions l'effet d'un froid violent et prolongé. Rien ne ressemble plus à la face grippée que le visage d'un homme *saisi* par le froid. Or ce saisissement détermine la crispation, la rétraction de tous les tissus. L'identité du résultat atteste la similitude du mécanisme.

Dans les maladies chroniques des intestins on voit souvent survenir le facies hippocratique qui indique un épuisement considérable du malade, un état voisin de l'agonie. A une période moins avancée la figure participant à l'amaigrissement et à l'atonie des autres parties du corps se creuse de rides qui accentuent davantage les sillons normaux, en particulier le sillon noso-labial. Il faut dire que cette altération des traits peut se voir dans des maladies intestinales aiguës, tout comme l'altération générale du corps dont elles sont l'indice.

Chez les enfants, on voit très-souvent une violente

diarrhée produire un amaigrissement rapide. Le tissu adipeux est très-abondant à la face de l'enfant; il y forme au-dessous de l'os des pommettes un énorme bourrelet qu'on ne retrouve pas à un âge plus avancé, et qui donne à tous les *bébés* leur face joufflue. Sous l'influence de la maladie intestinale, toute cette graisse disparaît rapidement, et l'atonie des tissus ne permet pas aux téguments de revenir sur eux-mêmes. La figure de l'enfant est alors méconnaissable. Les joues sont creuses, flasques, plissées, tous les traits sont couverts de rides, et ce petit visage ressemble étonnamment à celui d'un vieillard.

Le plus souvent, dans les affections intestinales chroniques, l'altération des traits est augmentée par l'affaissement moral, et porte l'empreinte du découragement. Mais c'est surtout dans les affections de l'estomac qu'on peut voir l'influence de l'état moral sur les traits. On sait que l'hypochondrie est souvent symptomatique d'une maladie chronique de cet organe. Dans la plupart des cas, si les souffrances de l'estomac ne vont pas jusqu'à produire un trouble mental caractérisé, elles donnent presque toujours aux idées une tournure sombre. Le malade est taciturne, triste, préoccupé de sa maladie, on observe bien souvent ce changement du caractère chez l'individu atteint de dyspepsie, de gastralgie, de cancer de l'estomac. Son visage exprime la préoccupation et la tristesse; les sourcils presque constamment froncés et abaissés paraissent plus saillants; l'œil caché par la proéminence du sourcil, semble plus creux: le regard est inquiet, mélancolique; le sillon naso-labial est profondément accentué, signe ordinaire de tristesse et de découragement. C'est là un exemple frappant de l'influence, sur les traits d'un malade, de l'état de ses idées, et de l'importance d'une expression d'ordre moral pour indiquer une affection physique.

CHAPITRE III

ALTÉRATION DE CHAQUE TRAIT DE LA FACE EN PARTICULIER.

Les *joues* peuvent être pâles ou colorées, *gonflées* par la congestion active ou la stase du sang, *amaigries* et *affaissées* par la langueur des fonctions de nutrition, ou bien *amincies* et *rétractées* par le retrait du sang, et la crispation des tissus. Toutes ces expressions ont une valeur précise ; elles représentent des états qui ont l'air d'être de simples nuances l'un de l'autre, mais qui sont essentiellement différents par le mécanisme de leur production. Nous avons assez insisté sur ces différences, dans les chapitres précédents pour nous dispenser d'y revenir. Elles peuvent aussi être paralysées et flottantes, comme dans l'hémiplégie. Dans ce cas, à chaque expiration elles se laissent gonfler, et retombent comme un voile inerte après le passage de chaque bouffée d'air que chasse le poumon. De là l'expression : *le malade fume la pipe.*

Les *narines* sont dilatées dans les affections qui s'accompagnent de dyspnée, *appliquées l'une contre l'autre* dans les efforts d'inspiration chez les sujets profondément épuisés. Leur mouvement accentué, mais régulier d'élévation et d'abaissement indique une maladie des voies respiratoires s'accompagnant d'une gêne de la respiration, mais ne produisant pas d'obstacle plus marqué à l'entrée qu'à la sortie de l'air, comme la pneumonie. L'*élévation forcée* des ailes du nez est permanente, au contraire, quand l'inspiration est très-difficile, comme dans l'asthme, l'œdème de la glotte. Elles sont *pulvérulentes*, quand la colonne d'air expiré n'a plus la force de chasser les corps étrangers qui les obstruent.

Les *lèvres* sont *serrées* dans l'expression de la douleur, et dans le facies grippé ; *écartées* et *pendantes*, dans l'adynamie profonde et le facies hippocratique. Elles sont tirées en dehors et en bas dans le *rire sardonique*. Cette dernière expression mérite d'être étudiée à part.

Le *rire sardonique* est un mouvement des traits, dans lequel la bouche est ouverte convulsivement et les coins de la lèvre inférieure attirés en bas et en dehors, pendant que le reste de la face reste immobile. On a comparé cette physionomie au rire méchant, dans lequel l'expression joyeuse des yeux et du haut de la figure ne s'associe pas, comme dans le rire franc, à celle de la bouche ; d'où le nom de rire *satanique*, ou *sardonique*. On l'a rapproché aussi, avec assez de vérité du *rictus* des animaux qui montrent les dents pour s'apprêter à mordre. Mais ce ne sont que des analogies ; le rire sardonique, tel qu'on le voit dans les maladies, n'exprime ni la rage furieuse, ni la méchanceté satisfaite : il fait plutôt naître l'idée de la souffrance profonde, de l'angoisse, de la terreur. Il est donc bien loin d'être un *rire*, dans le sens qu'on attache d'ordinaire à ce mot. L'explication qu'en donne Ch. Bell n'est pas complétement satisfaisante. L'illustre physiologiste anglais, le seul, je crois, qui ait cherché le mécanisme de ce jeu de physionomie, le rattache directement aux troubles de la respiration, et, en particulier aux affections qui rendent douloureuse l'action du diaphragme. Ainsi on observe le rire sardonique dans la pleurésie diaphragmatique, comme l'a dit Boerhaave, mais on le voit aussi dans les affections abdominales où la contraction du diaphragme produit une compression douloureuse des viscères. Jusque-là je trouve l'explication de Ch. Bell parfaitement exacte; mais il finit en disant : « le rire et ses diverses modi- « fications influencent tout le système respiratoire ; il « n'est pas étonnant que, réciproquement, les troubles « fonctionnels de ce système amènent un commen- « cement de rire, un *sub risus.* »

Le rire sardonique n'est pas un sourire, tant s'en faut, et je pense qu'il s'explique mieux en faisant un autre rapprochement, en comparant deux modifications très-analogues de la respiration, le rire et le sanglot. Tous deux sont le résultat d'efforts saccadés et rapides d'expiration. De même que la joie ne produit pas toujours le rire aux éclats, mais seulement le sourire, de même la douleur ne produit pas toujours un sanglot. Je crois que le rire sardonique est pour le sanglot ce que le sourire est pour le rire : un commencement d'exécution. Regardons un enfant qui veut retenir l'explosion de son chagrin. Ses efforts peuvent bien étouffer un instant l'expiration bruyante, le sanglot, mais sa figure le trahit. Les coins de sa bouche sont dirigés fortement en dehors, et la lèvre inférieure s'abaisse convulsivement. C'est exactement le rire sardonique, sauf un détail; les lèvres ont une tendance à se rapprocher par suite de l'effort violent que fait l'enfant pour maîtriser le mouvement involontaire que subissent ses traits. Quelquefois ces efforts produisent un léger renversement du bord de la lèvre inférieure, qui vient proéminer en avant, comme quand on fait *la moue*.— Il arrive souvent que le sanglot ne se produit pas, mais s'indique seulement par le rire sardonique De même l'envie de vomir peut s'arrêter à la *nausée*, et produire sur la face l'expression caractéristique du dégoût, longtemps avant d'amener le rejet des matières stomacales. Il est très-fréquent de voir une petite dose d'ipéca ne manifester son action que par des grimaces de dégoût, et cela longtemps après avoir été absorbée, de manière que cette expression ne puisse être attribuée à l'impression de la substance vomitive sur le goût. De même que le vomissement ne suit pas toujours l'expression de la nausée, de même le rire sardonique n'est pas toujours accompagné de sanglot. Et remarquons encore que la maladie qui s'accompagne le plus souvent de rire sardonique, la pleurésie diaphragmatique, produit aussi, sinon le sanglot, au moins la respiration entrecoupée, et le hoquet qui s'en rapprochent beaucoup.

Il ne faut pas confondre avec le rire sardonique convulsif que nous décrivons, une expression que nous avons signalée dans le facies hippocratique et qui se produit mécaniquement par l'amaigrissement et l'atonie des tissus. Les joues appliquées et collées sur les reliefs anguleux des os entraînent par cette adhérence toute passive l'écartement des lèvres déjà inertes, et découvrent les dents du bas jusqu'à la gencive. Il en résulte bien l'apparence effrayante du rictus, mais le mécanisme de cette expression est tout différent de celui des affections douloureuses, et de la dyspnée. Quant au rire sardonique du tétanos, il est le résultat d'une convulsion tonique, d'une contracture qui doit s'étendre un peu plus tard à tous les autres muscles du corps, et n'a pas besoin d'explication.

DE L'ŒIL.

L'*appareil visuel* est la partie la plus expressive de la face. Il est influencé d'une manière aussi remarquable et aussi variée par les maladies que par les passions. Au point de vue pathologique, il peut exprimer des maladies qui sont localisées à l'œil où à ses annexes, mais il peut exprimer aussi des affections siégeant dans d'autres parties du corps. En revanche, il arrive souvent que les autres traits de la face, et même l'attitude de tout le corps entrent en jeu à l'occasion d'une maladie de l'œil. Nous avons déjà vu que la physionomie de la photophobie est produite par un ensemble de mouvements dont un grand nombre se passent en dehors de l'œil et des parties qui s'y rattachent. Nous pouvons en citer deux exemples nouveaux : l'amaurose, et la cataracte. Dans ces deux cas, l'expression faciale est le résultat de mouvements sympathiques qui s'associent à un mouvement direct pour chercher le même résultat : la vision. Pour arriver au même but, les deux malades sont obligés d'employer des moyens tout à fait opposés, aussi leurs physionomies sont-elles bien différentes, ainsi que leurs attitudes. L'amaurotique a les yeux grands ouverts ; il cherche la lumière vive, car il lui faut un excitant puissant pour que sa rétine puisse encore être impressionnée. Les paupières sont écartées par le releveur propre, mais le frontal contribue aussi à ce mouvement en attirant en haut la paupière et le sourcil. La face est dirigée en haut par l'extension forcée de la tête; le corps tout entier s'associe à ce mouvement en se penchant en arrière. A cette attitude qui a pour but de diriger la pupille vers la lumière vive, c'est-à-dire en haut, s'ajoutent souvent des mouvements de rotation en divers sens de la tête. Ces mouvements ont pour but de chercher, par une sorte de tâtonnement, à faire arriver les rayons lumineux sur certains points de la rétine un peu plus impressionnables que les autres.

Dans la *cataracte*, au contraire, le demi-jour est plus favorable à la vision. L'obscurité relative peut faire dilater la pupille au delà de l'opacité du cristallin, quand la cataracte est incomplète, et permettre à quelques rayons de passer entre le bord de l'iris et les contours de la partie opaque. Toute la face du malade concourt à lui donner cette lumière affaiblie qui lui permet encore de voir, tandis qu'une clarté plus brillante ferait resserrer sa pupille. L'œil presque fermé est dirigé vers la terre; le sourcil se fronce, s'abaisse, et vient faire saillie au bord de l'arcade orbitaire, garantissant ainsi la pupille de la lumière qui vient d'en haut. La tête penchée en avant, la coiffure avancée sur les yeux, le corps un peu doublé rappellent l'attitude de la photophobie.

Un très-grand nombre de maladies, surtout parmi les maladies du globe de l'œil s'expriment par un changement des parties qui constituent l'œil lui-même. Ces changements portent sur son volume, sa coloration, les déformations de la pupille, etc. et sont plutôt du ressort de la séméiologie oculaire que de celui de la physionomie proprement dite. Mais il n'en est pas de même des changements de direction, de position de l'œil, car c'est d'eux en grande partie que dépend cet élément si important de l'expression qu'on appelle *le regard*.

La direction comparative des deux axes visuels a une grande influence sur l'expression du regard. Outre les déviations qui constituent le strabisme, et qui ne nous occuperont pas, on peut constater souvent, chez des personnes qui ne louchent pas un défaut de convergence des rayons visuels. On sait que dans la vision attentive avec les deux yeux, les deux axes optiques, prolongés suivant leur direction, devraient se rencontrer sur le point qu'on examine, en formant un angle d'autant plus ouvert que l'objet est plus rapproché. Quand l'objet s'éloigne, l'angle diminue, et il devient presque nul, quand l'objet est à une très-grande distance. Enfin, quand les rayons visuels ne se rencontrent plus, qu'ils deviennent parallèles, c'est qu'on regarde l'infini, ou, pour parler raisonnablement, qu'on ne regarde plus rien. Le regard vague sera donc celui de l'homme qui n'a les yeux fixés sur aucun point déterminé; ce sera le regard du distrait. Mais ce sera aussi le regard de l'aveugle. L'absence de convergence des axes oculaires fait rarement défaut dans les amauroses complètes; elle suffit pour faire reconnaître à distance qu'un sujet n'y voit pas, alors qu'aucune altération physique n'est appréciable dans son œil. C'est encore à ce défaut de convergence des axes oculaires qu'on reconnaît l'*œil sans regard* de la stupeur, du facies hippocratique, etc. Cet état se retrouve dans les yeux ouverts des somnambules. Il contribue à produire le regard hébété de l'alcoolique à une certaine période de l'ivresse.

Il est une autre position qui indique non-seulement l'absence de vision attentive, mais encore la cessation de l'influence de la volonté sur les mouvements oculaires. L'œil complétement abandonné à lui même, se porte en haut et en dedans, de manière à cacher la prunelle sous la paupière supérieure, et sur les côtés du nez. C'est la position du globe oculaire dans le sommeil; c'est aussi celle qu'il prend dans toutes les pertes de connaissance, syncope, extase, etc.; c'est celle qu'on trouve encore dans la stupeur absolue, et dans l'adynamie à sa dernière période; enfin c'est celle de l'œil du cadavre. Pour Ch. Bell, ce mouvement constant de l'œil quand la volonté l'abandonne, était un phénomène *respiratoire,* c'est-à-dire produit par l'influence du système des nerfs de respiration. Si sa théorie n'est plus acceptable aujourd'hui, les faits n'en demeurent pas moins acquis à la science. Il est hors de doute que ce mouvement de l'œil en haut et en dedans se produit malgré nous dans les efforts violents d'inspiration, comme on peut s'en assurer en palpant la cornée à travers la paupière au moment où on fait de profondes respirations. Il est certain aussi que ce mouvement a une tendance constante à se produire quand notre volonté ne s'y oppose pas d'une manière plus ou moins consciente, mais toujours active. Dans certaines douleurs physiques ou morales qui s'accompagnent d'oppression des forces ou de langueur des influences volontaires on peut voir se produire le mouvement dont nous parlons.

Outre les mouvements du globe oculaire, les sécrétion de la glande qui lui est annexée contribuent beaucoup à son expression. L'état lisse et poli de l'œil est entretenu par la distribution régulière des larmes à sa surface, au moyen du mouvement de clignement. Quand la sécrétion de la glande est légèrement exagérée, l'œil paraît plus brillant que de coutume : il est luisant, étincelant. Ce phénomène se produit dans l'état vultueux de la face et dans toutes les passions qui amènent la congestion de la face, comme la colère, le désir violent, etc. Au contraire, les passions dépressives, comme la peur, qui amènent le retrait des parois vasculaires, et par conséquent la pâleur, produisent l'état terne des yeux. Ces phénomènes se comprennent facilement, quand on sait que la congestion d'une glande en augmente la sécrétion. La glande lacrymale participant à l'hyperémie de toute la figure sécrète plus abondamment et l'œil est plus humide.

Le défaut d'éclat des yeux ne tient pas toujours au défaut de sécrétion des larmes ; il est dû bien souvent à leur inégale distribution à la surface de l'œil. Aussi les yeux paraissent-ils ternes quand le mouvement de clignement est ralenti, et que la cornée se trouve exposée à l'air, ne recevant qu'à de longs intervalles les larmes retenues par la paupières supérieure. C'est ce qu'on voit dans le facies de la stupeur et dans celui de l'adynamie. L'œil se ternit toujours dans l'agonie où les paupières sont à peu près immobiles. S'il ne présente pas le même état dans la paralysie de l'orbiculaire qui le laisse constamment à découvert, c'est qu'il s'établit très-vite, sous l'influence de l'irritation par l'air et les corps étrangers qu'il tient en suspension, une inflammation de la conjonctive avec sécrétion catarrhale qui donne à l'œil l'apparence de l'humidité plutôt que de la sécheresse.

Le *larmoiement*, état inverse du précédent, se produit toutes les fois que la sécrétion de la glande lacrymale, ou de la conjonctive est augmentée. La conjonctivite légère qui accompagne les fièvres éruptives produit le larmoiement. C'est chez les enfants un signe précieux du début de la rougeole. Il se produit encore quand les larmes ne prennent pas pour s'écouler leur chemin habituel, les points lacrymaux et le canal nasal. C'est pour cette raison que la tumeur lacrymale, les inflammations du sac ou des conduits qui produisent l'oblitération des voies lacrymales s'accompagnent de ce symptôme. La déviation des points lacrymaux entraîne l'impossibité ou le trouble de leur action absorbante sur le superflu des larmes. Aussi observe-t-on le larmoiement dans les cas de paralysie faciale où l'orbiculaire des paupières ne maintient plus l'orifice des conduits en rapport exact avec le lac lacrymal. C'est pour une raison tout à fait analogue que les vieillards ont l'œil constamment humide. Le larmoiement chez eux est un fait presque physiologique; il indique un affaiblissement sénile des orbiculaires : d'où la déviation consécutive des conduits lacrymaux.

La saillie des globes oculaires ou *exophthalmos*, *exorbitis* peut se voir dans une foule de maladies des yeux ou des parties voisines. Elle offre deux modes de production. L'œil proémine : 1° parce que son volume a augmenté, comme dans l'hydrophthalmie ; 2° parce qu'il est repoussé par une augmentation des parties voisines (tumeurs de l'orbite, de la fosse maxillaire, etc.) L'exorbitis peut encore avoir une autre cause : c'est le défaut de contention de l'œil par les muscles qui, d'ordinaire, le maintiennent en place. Ainsi on l'observe dans la paralysie du nerf moteur oculaire commun qui entraîne celles des muscles droits. Une violente congestion sanguine peut amener la turgescence du tissu adipeux du fond de l'orbite comme elle produit l'état vultueux de la face. Il y aura alors un léger degré de saillie du globe oculaire, et le mécanisme sera exactement le même que dans le cas de tumeur intra-orbitaire. Tout le monde sait que la strangulation qui produit une si violente congestion de la face, produit aussi la saillie plus grande des yeux. Une congestion active un peu violente produit le même effet sur les globes oculaires que l'arrêt de circulation. L'œil est saillant plus qu'à l'état normal toutes les fois qu'il y a une réaction inflammatoire prononcée comme dans la pneumonie franche. Le même effet se produit dans les passions qui congestionnent violemment la tête. Tout le monde dit d'un homme en colère que *les yeux lui sortent de la tête*. Les affections cardiaques si propres à produire les congestions actives ou passives de la tête, s'accompagnent très-souvent d'une exophthalmie légère. Enfin, il est une maladie dans laquelle la saillie du globe oculaire est le symptôme le plus frappant, sinon le plus important : c'est le *goître exophthalmique*, maladie s'accompagnant outre les lésions du corps thyroïde, de congestion intense de la face, et d'accès de suffocation. Il faut remarquer que dans tous ces cas l'exophthalmie cesse avec la congestion, quand celle-ci n'a pas duré longtemps. Mais on comprend bien que l'hyperémie souvent renouvelée produit l'hypertrophie du tissu adipeux orbitaire, ou bien son infiltration séreuse ; alors l'exophthalmie sera permanente. C'est ce qu'on observe pour la maladie de Graves, quand plusieurs accès se sont répétés.

L'état *cave* des yeux donne à la physionomie une expression bien frappante. Cet état s'observe, contrairement à celui que nous venons d'étudier toutes les fois que le sang fait défaut à la face. Le *facies grippé* qui est le type du facies exsangue a pour complément l'œil enfoncé, excavé. Les maladies qui produisent un amaigrissement considérable amènent aussi l'enfoncement des yeux. C'est ainsi qu'on l'observe dans les maladies chroniques, dans celles qui amènent un trouble profond de la nutrition : pour cette raison, il est un des traits les plus frappants du facies hippocratique. Les passions tristes qui amènent en peu de temps le dépérissement de l'individu produisent assez vite l'excavation des yeux. Il faut dire que, dans ce cas, l'apparence creuse de l'œil est exagérée et rendue plus frappante par la saillie que fait le sourcil froncé et proéminant au-dessus de l'orbite. Au reste, l'explication de cet état de l'œil est juste l'inverse de celle que nous avons donnée pour l'exorbitis. L'anémie et l'amaigrissement du coussinet adipeux du fond de l'orbite peuvent expliquer, je crois, l'enfoncement de globe oculaire, d'une manière satisfaisante, comme la congestion et l'hypertrophie du même tissu expliquent la saillie de l'œil.

Les parties annexées à l'œil, par leurs mouvements divers, contribuent beaucoup à l'expression. Le *clignement* des paupières est ralenti dans les affections adynamiques et accompagnées de stupeur. La diminution de la sensation de sécheresse ou d'obscurité de la cornée produit l'absence du besoin instinctif de cligner. L'absence de clignement se retrouve, pour cette dernière raison, dans les maladies qui abolissent la sensibilité du globe occulaire, aussi bien que dans celles qui paralysent la motilité des paupières. La paralysie de la cinquième paire, branche sensitive de l'œil, et celle de la septième nerf moteur des muscles palpébraux produisent la même absence de clignement. C'est pour une raison analogue que le regard attentif redouble l'activité de ce mouvement, tandis que le regard vague la ralentit. Dans le premier cas, la vision a besoin d'être plus nette que dans le second, et le battement fréquent de la paupière vient à chaque instant nettoyer la cornée et lui donner une transparence plus parfaite.

Les paupières peuvent encore être tombantes, comme dans la paralysie du releveur. Ce *prolapsus* accompagne toujours le strabisme qui a pour cause une lésion du moteur oculaire commun. Mais il s'observe aussi d'une manière toute mécanique dans les maladies qui augmentent le volume de la paupière, ou lui ôtent sa souplesse, et l'empêchent ainsi de se replier comme à l'état normal. C'est ainsi que l'œil ne peut s'ouvrir dans l'œdème considérable, ou la tuméfaction inflammatoire des paupières. La présence des granulations conjonctivales de la paupière, produit une induration et un épaississement de ces voiles qui ne peuvent s'ouvrir comme à l'état normal. Quand le prolapsus qu'elles déterminent n'est pas trop prononcé, le regard paraît voilé, et, pour employer une expression vulgaire, mais caractéristique, le malade a *l'œil en coulisse.*

Enfin, elles sont sujettes à diverses déformations qu'il serait trop long de détailler. Les principales sont le renversement en dedans qui constitue l'*entropion*, et le renversement en dehors qu'on appelle *ectropion.* Ces deux déformations sont beaucoup plus communes à la paupière inférieure qu'à la supérieure.

La délicatesse du tissu cellulaire sous-cutané des paupières les expose à des infiltrations de toute sorte. Il n'est pas une seule région dans l'économie qui ait la même disposition à se laisser envahir par le sang, la sérosité, etc. Nous avons parlé de l'infiltration du tissu adipeux dans le déclin de l'âge mur. On observe en outre l'infiltration de la sérosité dans les anasarques, l'albuminurie, etc. L'infiltration sanguine dans les blessures, les contusions de l'œil, les fractures de la base du crâne. L'ecchymose de la paupière se produit avec une telle facilité, et devient si apparente par la finesse du tégument, qu'il suffit d'une fatigue momentanée, d'une veille prolongée, d'un malaise léger, pour observer la coloration bistrée du pourtour des yeux, et surtout du sillon de la paupière inférieure. La plupart des femmes présentent ce phénomène très-prononcé au moment de leurs époques ; chez quelques-unes on peut voir cette coloration noire passer successivement, avant de disparaître, par les teintes bleuâtre et jaunâtre de l'ecchymose ordinaire.

Le *sourcil* peut être élevé, abaissé, tendu et comme effilé, ou au contraire froncé et rendu plus saillant par le rapprochement de ses extrémités. Il est soulevé et porté en haut, quand le muscle frontal vient joindre son action à celle du releveur propre pour remonter la paupière, et ouvrir l'iœl fortement. Il s'abaisse au contraire quand l'œil cherche l'obscurité; ce mouvement d'abaissement exprime aussi l'humeur sombre. Les mouvements les plus intéressants du sourcil sont ceux par lesquels il prend part aux efforts de l'inspiration. Nous avons montré plusieurs fois que dans l'inspiration difficile, l'œil est largement ouvert et le sourcil tiré en haut. Ce mouvement est si prononcé qu'il produit une apparence à laquelle on pourrait se tromper. Le globe occulaire paraît saillant, parce que le blanc de la sclérotique est découvert tout autour de la prunelle, et que le même aspect s'observe quand la proéminence de l'œil écarte les paupières, et ramène en arrière leur bord libre. Mais il n'y a pas d'exorbitis véritable dans la dyspnée par difficulté d'inspiration, car nous savons que c'est un état qui s'accompagne de la *décongestion* de toute la face, et il faut au contraire le gonflement des vaisseaux de la tête pour amener la saillie de l'œil. Dans les efforts d'*expiration* le sourcil au lieu de s'élever s'abaisse pour concourir à l'occlusion de l'œil, comme on le voit dans la toux, l'éternument. Le mouvement d'occlusion de l'œil dans l'expiration brusque a déjà reçu son explication dans une autre partie de la thèse.

Le mouvement du sourcil dans l'inspiration forcée associe cette partie du visage aux autres mouvements respiratoires de la face. Dans cette position nouvelle, des muscles qui dilatent les ailes du nez et la bouche peuvent entrer en jeu : ce sont le pyramidal, et une partie du petit zygomatique. Le muscle pyramidal s'insère en haut au sourcil, en confondant ses fibres avec celles du frontal ; en bas il s'attache au cartilage du nez, près de son articulation avec l'os propre. Bien que M. Duchenne ne l'ait jamais vu, sous l'influence de la galvanisation, prendre son point d'appui en haut, il est évident qu'il peut entrer en contraction au moment où le sourcil est élevé et fixé. Dans ce cas il ne pourra avoir qu'un effet : tendre à élever le cartilage de l'aile du nez, et par conséquent à dilater les narines. D'autre part les fibres du petit zygomatique viennent en partie de l'orbiculaire des paupières, et ont pour effet de contribuer à l'élévation de l'aile du nez et de la lèvre supérieure. Cette action est favorisée par l'élévation du sourcil qui, fixant en haut les fibres de l'orbiculaire, transmet aux fibres musculaires qui s'en détachent un point d'appui résistant.

Ainsi le mouvement en haut du sourcil, et l'écartement exagéré des paupières qui en résulte sont bien rattachés à la respiration. C'est une preuve nouvelle de l'harmonie qui existe entre les mouvements d'expression de la physionomie, et les mouvements fonctionnels des autres parties du corps.

TABLE DES MATIÈRES

PREMIÈRE PARTIE.

DEUXIÈME PARTIE.

Paris. A. Parent, imprimeur de la Faculté de Médecine, rue Mr-le-Prince, 31

www.ingramcontent.com/pod-product-compliance
Ingram Content Group UK Ltd.
Pitfield, Milton Keynes, MK11 3LW, UK
UKHW020159200726
13856UKWH00003B/1091